身体のトラブル解消は

足首を反らして伸ばすだけ

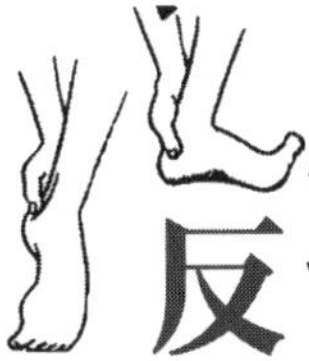

Ph.D.Fellow
勝山 浩尉智

まえがき

本書は足首の運動機能を応用して、様々な症状や美容障害を改善しようと試みた、新しい健康美容法です。

この足首矯正健康美容法は今から16年前に研究されており、多くの体験者によってその驚くべき効果が確実に証明されて来ました。

わたしたちのまわりには様々な考え方の健康法、美容法があります。

例えば、1. 医学的な立場　2. 運動学的な立場　3. 食品栄養学的な立場からのアプローチです。本書はどちらかというと2の運動学的な立場からのアプローチです。

人間の体には様々な生理機能があります。この生理機能が様々なアプローチに対して反応し、よい結果が出たり出なかったりするのです。つまり体の「生理機能の能力」が健康や美容に導く原動力であり、それ以外のものはすべて手段にすぎません。

ですから、学問やブームが健康や美容を決めるのではなく、今現在の自分自身の

「生理機能の能力」が明日の健康や美容を決めるのです。本書の「足首矯正」によるエクササイズは、このような考え方に立って書かれたものです。

日頃あまり聞き慣れない「足根骨《そくこんこつ》」という部位にターゲットをしぼり、その機能を応用した動作を「ハイヒールモーション」と名付けました。女性がハイヒールを履くと、姿勢を保持するために全身の筋肉が緊張します。そのハイヒールを履いた状態を再現し、体を動かすと痛みやこりがなくなり、動きがよくなります。

足首のゆがみを直すことが筋骨格系のバランスを改善し、「生理機能」の回復に役立ち、さらにその結果、体の痛みが消えたりボディが引き締まったり、顔がきれいになったりします。自分の足首が自分を元気にし、美しくしてくれるのですから、こんなよいことはありません。

さっそく本文を読みながら実際に試してみてください。

本書のエクササイズが、読者の皆さまに良い結果をもたらすことを願っています。

勝山　浩尉智

●目次●

2章

足首矯正の基本はハイヒールモーション

3章

足首矯正はすぐに効く

4章 自分でできる 安全・簡単な方法

5章 足首矯正で痛み・不快症状がとれる

6章 足首矯正でフットトラブルが解消する

7章 足首矯正でやせる

8章 足首矯正できれいになる

9章 足首矯正でこんなに快適な毎日

本文イラスト／斉藤綾一

プロローグ

トラブルを訴える人達のほとんどに、足首のゆがみがあった

わたしは、もともと、生体力学のメカニズムを応用した治療研究学者として、整骨医学に携わる人達、たとえば整骨院や鍼灸院の先生達に、わたし自身が研究開発した治療技術を発表し指導する仕事をしており、現在もその活動を継続して行っています。

また20年前から、当時ではまだ珍しい治療医学と美容法を関連づけた美容法の研究も進めてきています。

今では、誰でもが知っている「小顔」という言葉を最初に数多くのマスコミを通じて広めてきた中心人物たちの中の一人でもあります。

それと同時期に、わたしの研究は当時では全く新しい試みである「足の機能を応用した健康美容法」へと進んでいきました。

その研究で気が付いたことは、体の不調を訴える人達のほとんどに足首のゆがみがあること、そして顔のゆがみや皮膚のたるみやむくみといった美容面での障害があることです。

そして、ゆがみを直しながらそれを応用し、さらに研究を進めていくうちに体に様々なよい変化が現れたのです。

例えば、足首のアキレス腱をつまんで足を伸ばし数秒間止めているだけで、同じ側の肩や首のこりが消えたり、痛みが軽くなったりするのです。

わたしは、このモーションを「ハイヒールモーション」と名付けました。


このモーションを応用し、ある種の動作をすると、それと関連性のある部位の皮フや筋肉が引き締まりスリムになるのです。さらにそのモーションを利用して口を開けたり閉じたりすると、口の開閉が楽になり、顔の表情が明るくなってきます。

さっそくわたしはこのエクササイズを大勢の方に体験していただき、その結果を聞きました。するとほとんどの方が「すぐに体が軽くなった、痛みが消えた、また足やウエストが細くなった」と答えるのです。

　なぜ、この足首のモーションをするだけで数分間のうちに効果が現れるのか不明な点が多いのですが、わたしは次のように考えています。

　足首のアキレス腱をつまみながら足を伸ばす動作は、ちょうど女性がハイヒールを履いて立った状態に似ています。そのとき、ふくらはぎの筋肉やそれと関連する筋膜網が引き締まります。

　また筋肉や筋膜網が引き締まったことで体の骨と骨を連結している各関節の位置が安定し関節の動きがよくなるのです。体の筋膜網の詳細な機能についてはまた他の機会に紹介いたします。このことが全身の各部位に連鎖的に影響し、よい結果を出すのでは、ということです。

　また東洋医学で言う経絡や、経穴の効果も複合してあるのかもしれません。

　いずれにしても、このエクササイズは今までにはなかった、まったく新しい健康美容法なのです。

さて、それでは本文を読む前にまず次のことをチェックしてみてください。
足を前に投げ出した状態で、自分の両足の足首をそろえてみてください。

❶どちらか片方の内くるぶしが張り出ていませんか。
❷足の甲のどちらか一方が高くありませんか。
❸足の土ふまずを手の親指と他の指でつかみ、厚さを比べてみてください。どちらかの土ふまずが厚くありませんか。
❹どちらか片方の足が外側に開いていませんか。両足で足ジャンケンができますか。
❺立った状態で前屈姿勢をしてみてください。両手が床にきちんとつきますか。

以上のチェック法で、足首がゆがんでいるかどうかを、ある程度確認することができます。

この足首のゆがみが、腰痛や肩こりをはじめさまざまな症状、そしてそればかりではなくO脚やX脚になったり、部分太りや顔のゆがみの原因になっているのです。ご自分の足首に不安を感じたら、ぜひ、この方法を試してみてください。

このエクササイズの特徴は

❶誰でも簡単で手軽にできる
❷特別な場所も時間もいらない
❸費用がまったくかからない
❹すぐにその効果を実感できる

のです。

1章

足首のゆがみは
全身をゆがませる

足首矯正で長年の腰痛が一瞬のうちに消えた

足首矯正の効果は衝撃的だったので、当時のテレビ番組などでも数多く取り上げられました。中でも、みのもんたさん司会の日本テレビのお昼の超人気番組『おもいっきりテレビ』にわたしは5回に渡ってコメンテーターとして生出演しております。

そこでわたしが考案した「足根骨《そくこんこつ》矯正」が、女性人気歌手のSCさんや歌手で俳優の男性STさん等を体験モデルにして、実演と解説をしている場面が放映されました。

着物姿のSCさんは足袋を脱ぎ足首矯正をするとすぐに首が回りやすくなりました。

そして、なかなか「えびぞり」ができなかったSTさんが足首矯正を数十秒ほどしたあと、すぐに「えびぞり」ができるようになった場面がはっきりと放映されています。その時の内容は「足首のゆがみを直すときれいになる」というものでした。

また、日本テレビの報道番組でも「足首のゆがみを直すときれいになる」ということで「足根骨矯正」が放映されました。

体験者の主婦（28歳）は前屈姿勢が十分できず床に10センチほど、手がとどかない状態でした。わたしは約5分間足首のところの足根骨を矯正し、ふたたびその主婦に前屈姿勢をさせたところ、今度は手が床に完全についてしまいました。

この主婦はそのことにビックリするとともに、長年の腰痛と背中の痛みが一瞬のうちに消えたと話し、大変に感激していました。このように足首を矯正しただけで、今まで悩んでいたトラブルが短時間で解消する例は、枚挙にいとまがないのです。

彼女の足を検査してみたところ、次頁のように右の足首（踵骨）が外側にズレて内くるぶし（内果）が内側に突出した状態で、さらに足先は外側に外転しながら広がっており、親指は「くの字」に曲がっていました。

いわゆる外反扁平足と外反母趾の状態だったのです。

さらに彼女の話を聞くとハイヒールの靴を長期間使用していたり、ふだん足を外に出した横座りの姿勢でいることが多いことがわかりました。

彼女の場合、足根骨のゆがみは、

❶かたよった座り方

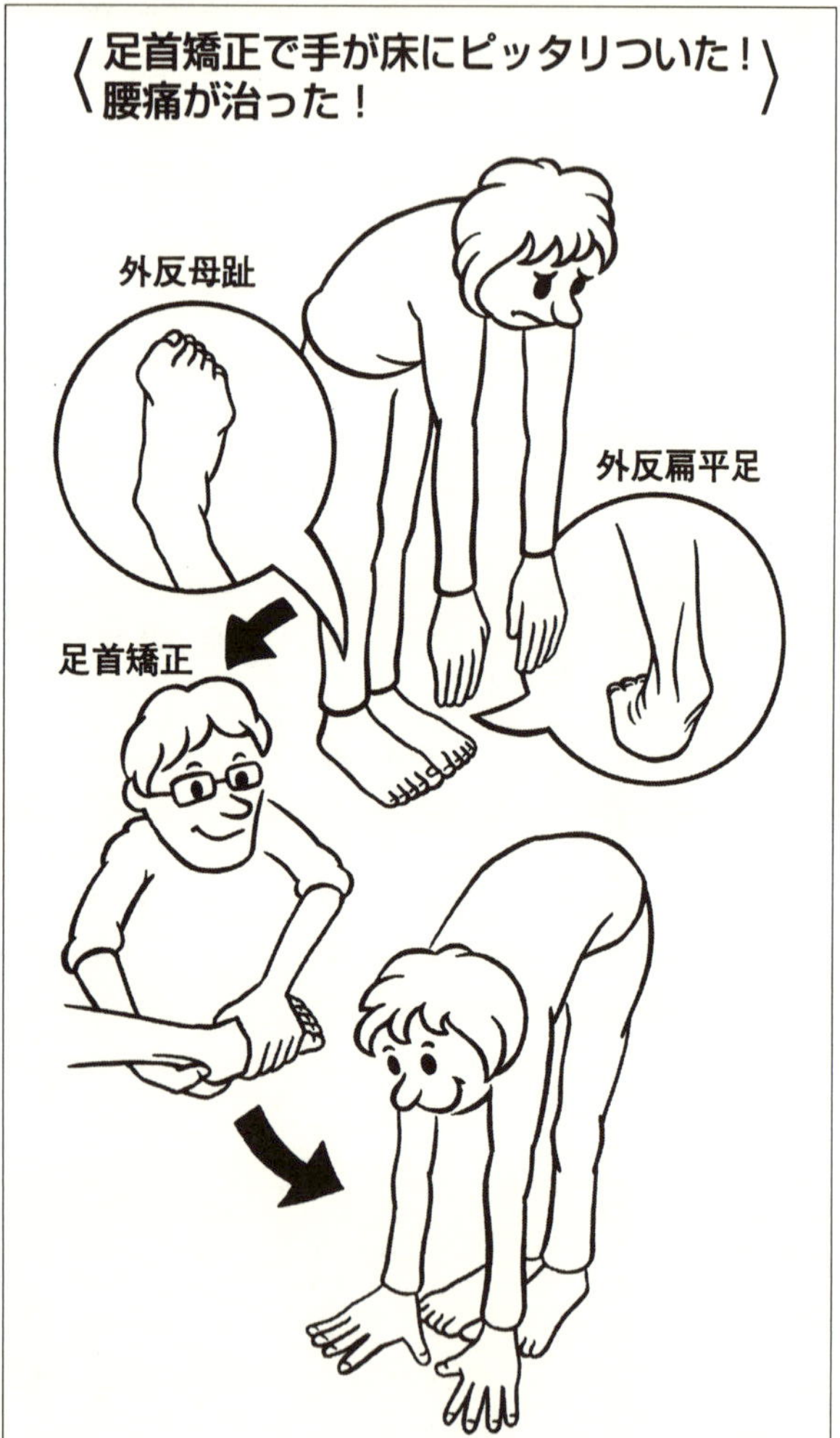
〈足首矯正で手が床にピッタリついた！
腰痛が治った！〉
外反母趾
外反扁平足
足首矯正

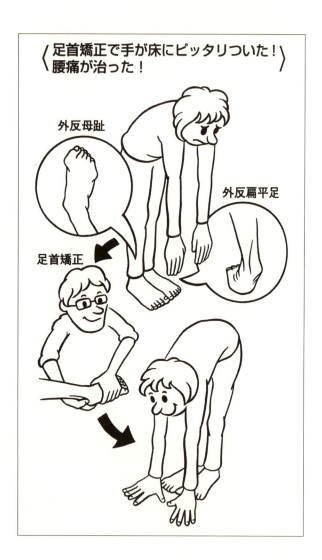

❷あわない靴
　等が原因となっていました。このほか足根骨がゆがむ原因としては
❸悪い歩き方
❹脱力姿勢（猫背）
❺運動不足等も考えられます。

動いているとき体重が最もかかる足首

　わたしたちは寝ているときや座っているとき以外、日常生活で何かの動作をする場合は、ほとんど足を使っています。

　この足を使うときに体重が最もかかるのが足首なのです。この足首のまわりについている骨のことを足根骨《そくこんこつ》と呼びますが、この骨は全部で7個あります（次頁参照）。

　この足根骨を含め、足全体では26個の骨があります。

　7個ある足根骨の中で足首を動かすのに最も重要な骨を距骨《きょこつ》（次頁①）と呼びます。

- 足の骨（26個）
  - 足根骨（7個）
    - 近位足根骨：①距骨②踵骨③舟状骨
    - 遠位足根骨：④内側楔状骨 ⑤中間楔状骨 ⑥外側楔状骨 ⑦立方骨
  - 中足骨（5個）
    - 第1、第2、第3、第4、第5中足骨
  - 足趾(指)骨（14個）
    - 第1趾骨：基節骨、末節骨
    - 第2～第5趾骨：基節骨､中節骨､末節骨

〈7個の足根骨〉

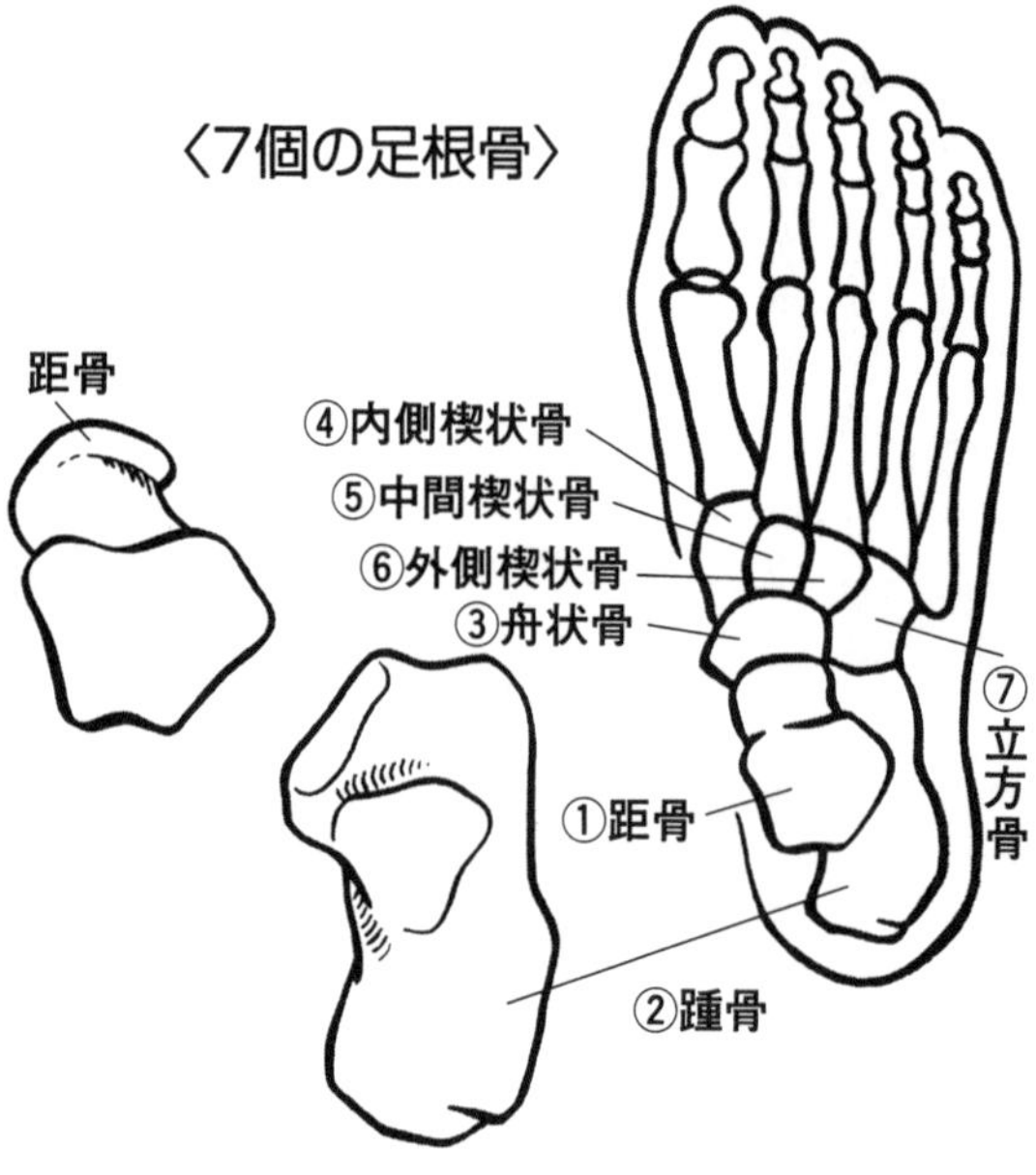

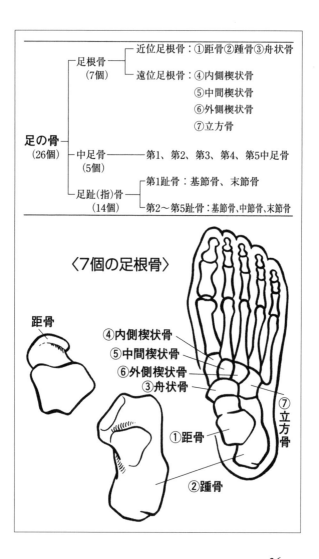

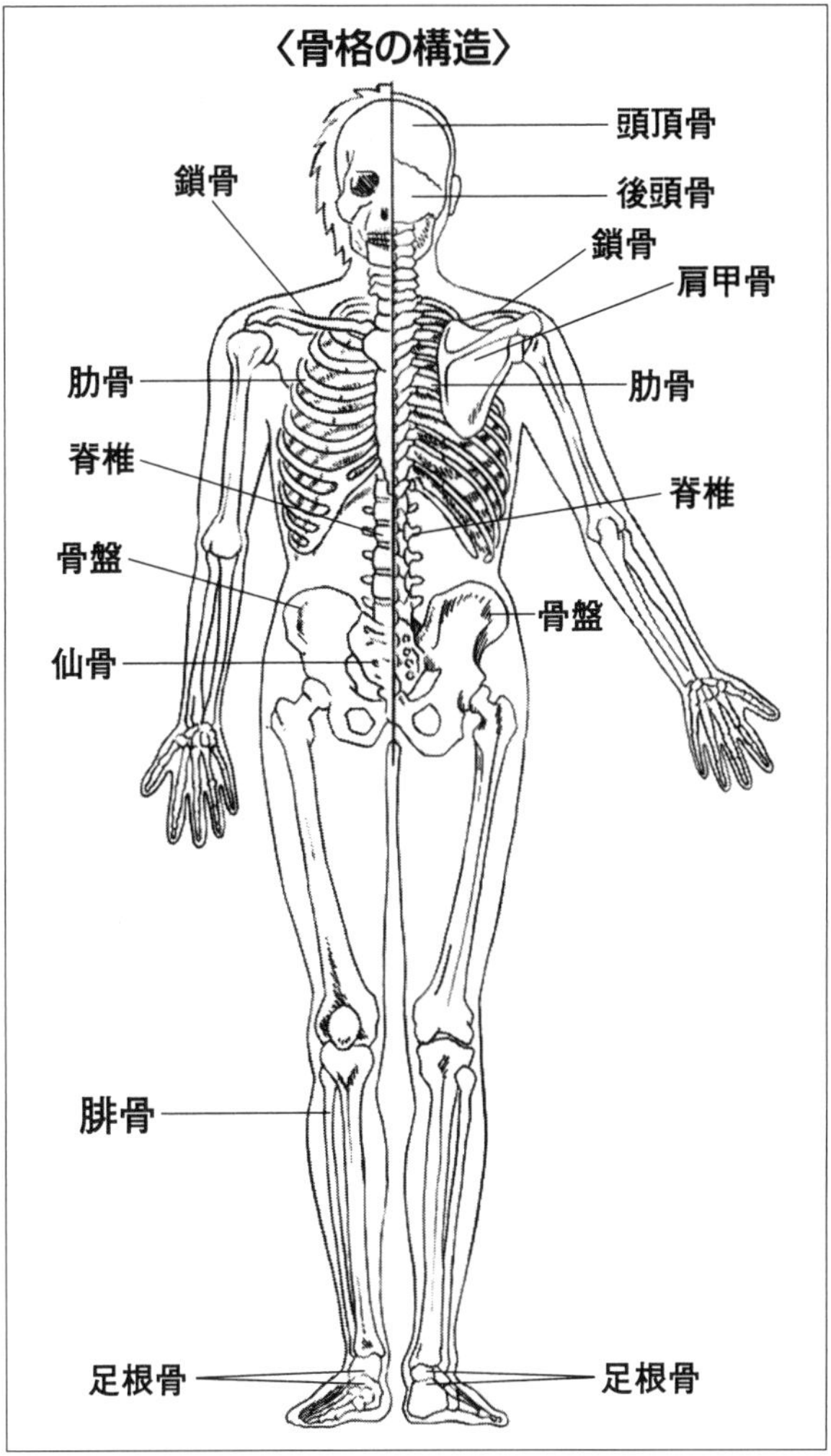
〈骨格の構造〉
頭頂骨
鎖骨
後頭骨
鎖骨
肩甲骨
肋骨
肋骨
脊椎
脊椎
骨盤
骨盤
仙骨
腓骨
足根骨
足根骨

この距骨は下腿とかかとの骨（踵骨《しょうこつ》）の間にあり、足首のさまざまな動きを可能にする要《かなめ》の骨です。本書のエクササイズはこの距骨の動きを利用したものなのです。

例えば、足をそらしたり（背屈）伸ばしたり（底屈）できるのも、この距骨の働きによるものなのです。距骨は足の動きの要の骨であるだけではなく、そこには常に体重による負担がかかっています。

わたしたちが時々不注意で経験する「ねんざ」は、この距骨と連結する骨をつなぐ靭帯《じんたい》に損傷や炎症が発生することをいいます。

また距骨を含む7個の足根骨は、足の形を正常に保つ基礎の骨でもあるのです。

足根骨がゆがむと足の形がくずれ、骨盤がゆがむ

足根骨がゆがむと体全体に様々な影響がでてきます。例えば左頁のように、足のつちふまずが低くなり外反扁平足⑤や外反母趾⑦、かぎ足⑥、内反小趾⑧等のような足の変形が起こります。

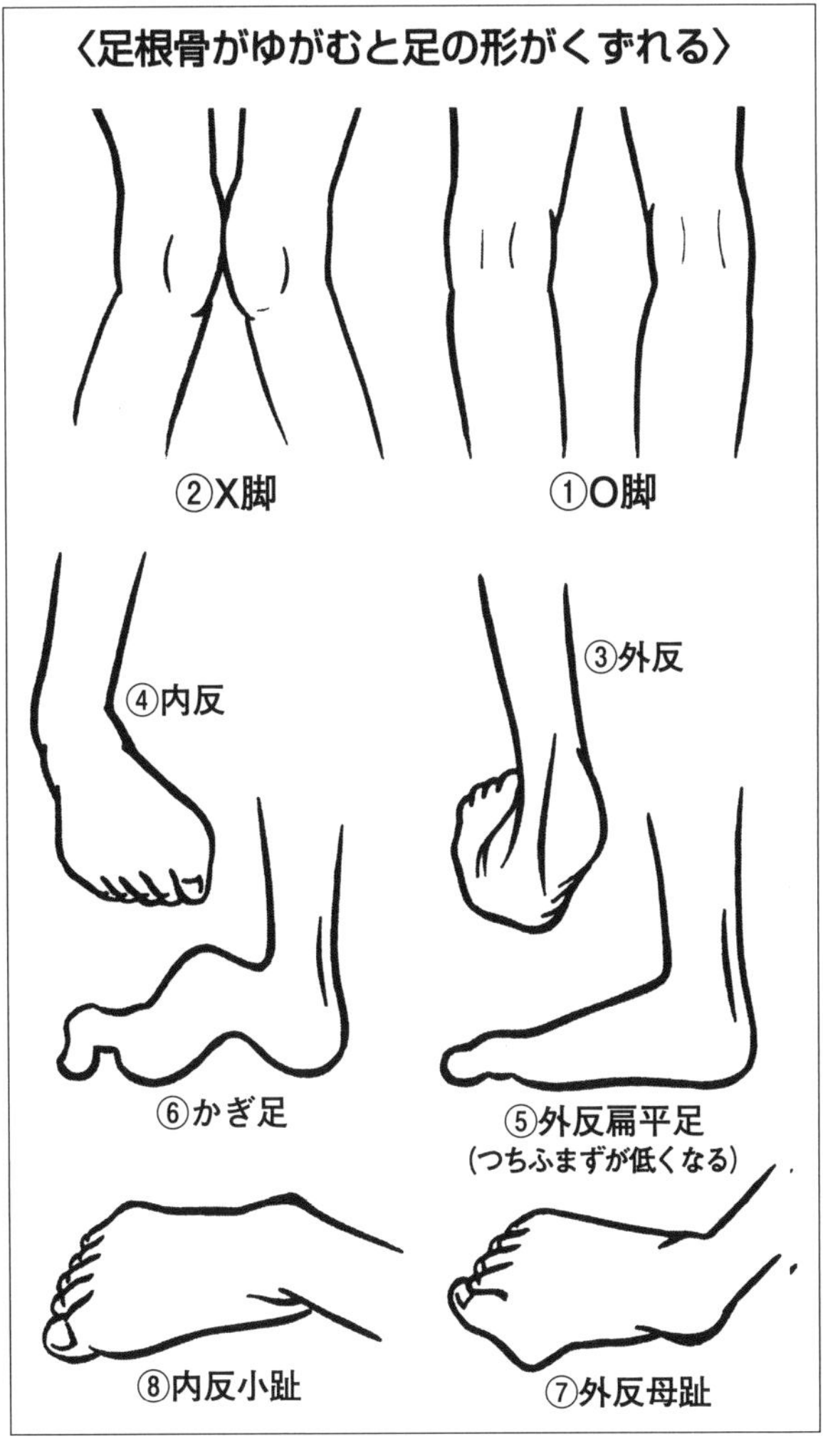
〈足根骨がゆがむと足の形がくずれる〉
②X脚
①O脚
④内反
③外反
⑥かぎ足
⑤外反扁平足
（つちふまずが低くなる）
⑧内反小趾
⑦外反母趾

また変形した足が原因してその上の下腿や大腿骨がねじれ、膝関節に障害が起こります。O脚①のことを「内反膝《ないはんしつ》」といい、X脚②のことを「外反膝《がいはんしつ》」といいますが、このような膝関節のゆがみも足根骨のゆがみが関係しているのです。

さらに、膝関節のズレが起こると股関節を支えている筋肉のバランスがくずれて、足の太ももの位置や大きさが左右で違ってくるのです。

また股関節に関係する筋肉はほとんどが骨盤に付着しているため、結果的に骨盤がゆがんでしまうのです。

足根骨がゆがむと背骨がゆがむ

骨盤がゆがむと、その上の背骨がゆがんでしまいます。

わたしが足首矯正を考案したちょうどその頃、当時の日曜日の夜の人気健康番組だったフジテレビの『発掘あるある大事典』という番組で放映された「座る」というテーマの中で、わたしは足首と関係のある背骨の歪みについて解説しました。

〈足根骨がゆがむと背骨がゆがむ〉

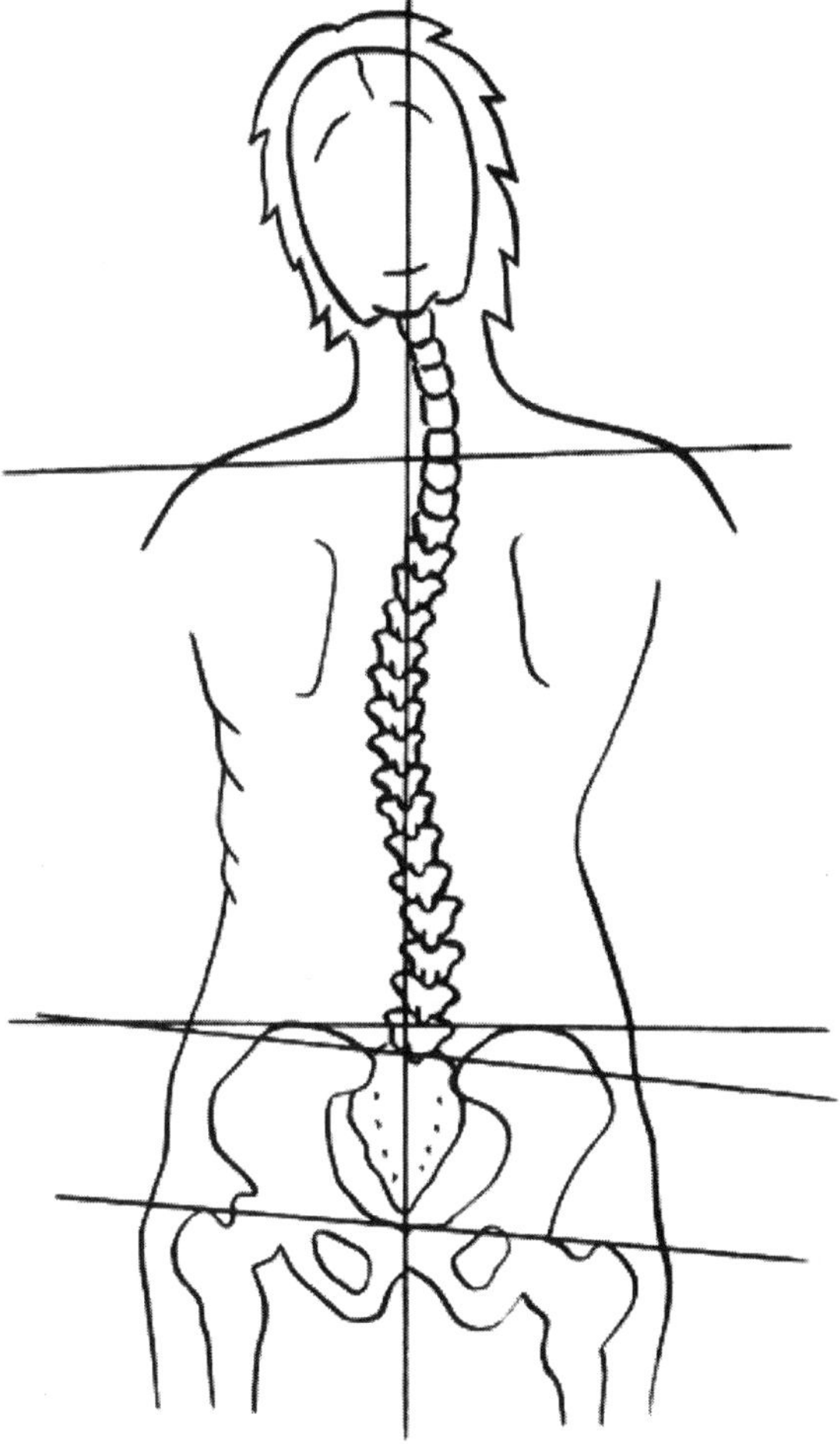

そこで話したことは、背骨がゆがむと、それを支えている左右の筋肉や腰筋の長さや太さのバランスがくずれ、筋力にちがいが生じたり動きが悪くなったりするということでした。

さらにそのゆがみが原因で姿勢が悪くなってしまい、内臓の位置がずれたり圧迫されたりするため内臓機能が低下することも付け加えました。

またこの背骨のゆがみがあると、左右の肩の高さがちがったり首の太さが左右でちがってきます。そしてもっとも目立ってわかるのは、わき腹の肉の厚さが左右で異なり、片方が厚く張り出て片方がくぼんでしわができているということです。

足根骨がゆがむとバストの位置や形がくずれる

足根骨がゆがむと骨盤や背骨がゆがみますが、さらに12対24本の肋骨でできている胸郭がねじれたり傾いたりしてしまいます。

バストの部分の中には大胸筋胸肋部と大胸筋鎖骨部があり、二の腕や鎖骨とつなが

〈足根骨がゆがむとバストの位置や形がくずれる〉

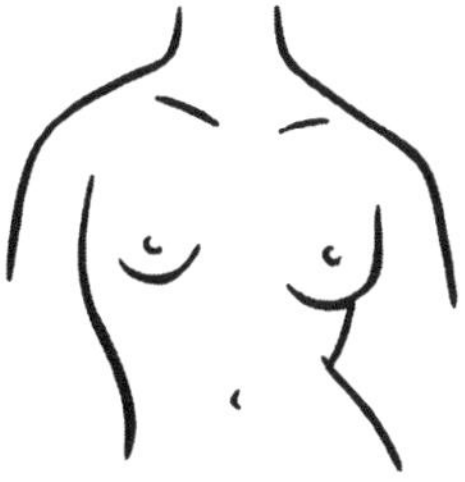

バストの大きさが違ってくる

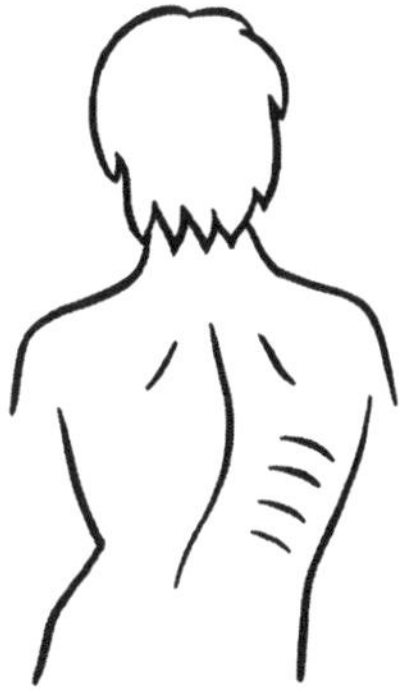

背中には肋骨の隆起がみられる

筋肉のバランスがくずれる

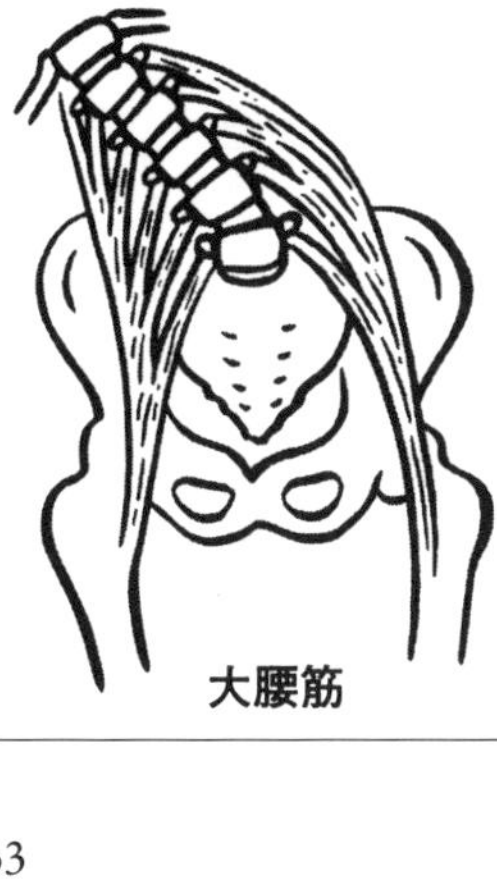

大腰筋

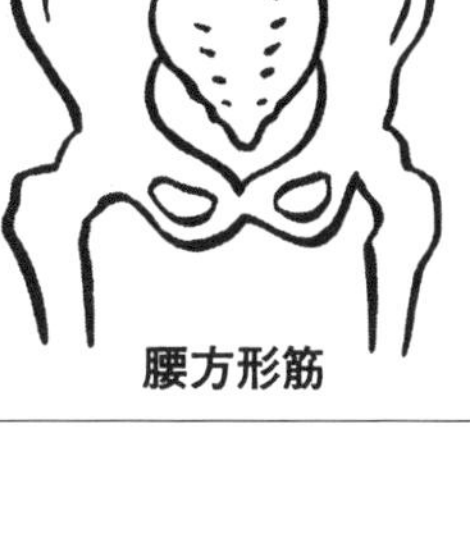

腰方形筋

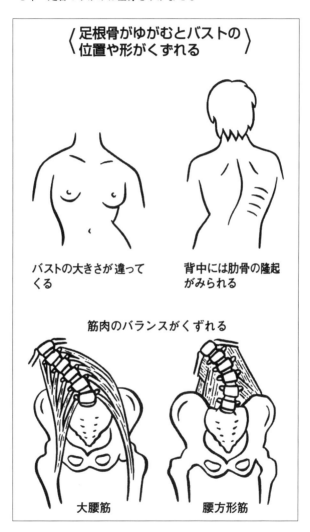

っています。さらに、二の腕や鎖骨の位置もずれてしまいます。

結果的にバストの上下、左右、前後の位置がずれて変形してしまい、バランスを失ってしまうのです。

大胸筋が二の腕についているため、二の腕の位置が左右でちがい、片方が太って見え反対側が細く見えてしまいます。

足根骨がゆがむと顔がゆがむ

足根骨がゆがむと顔がゆがんでしまいます。

先ほども、話しましたが、わたしが足首矯正を考案したちょうどその頃に小顔ブームが始まりました。

いまでは大人気のタレントグループ「嵐」のテレビ東京の夜の番組『嵐の宿題君』にわたしも実際に出演し、わたしが考案した足首の機能と関連させた下顎を動かしながら小顔をつくる「小顔ネックセラピー」が放映されました。

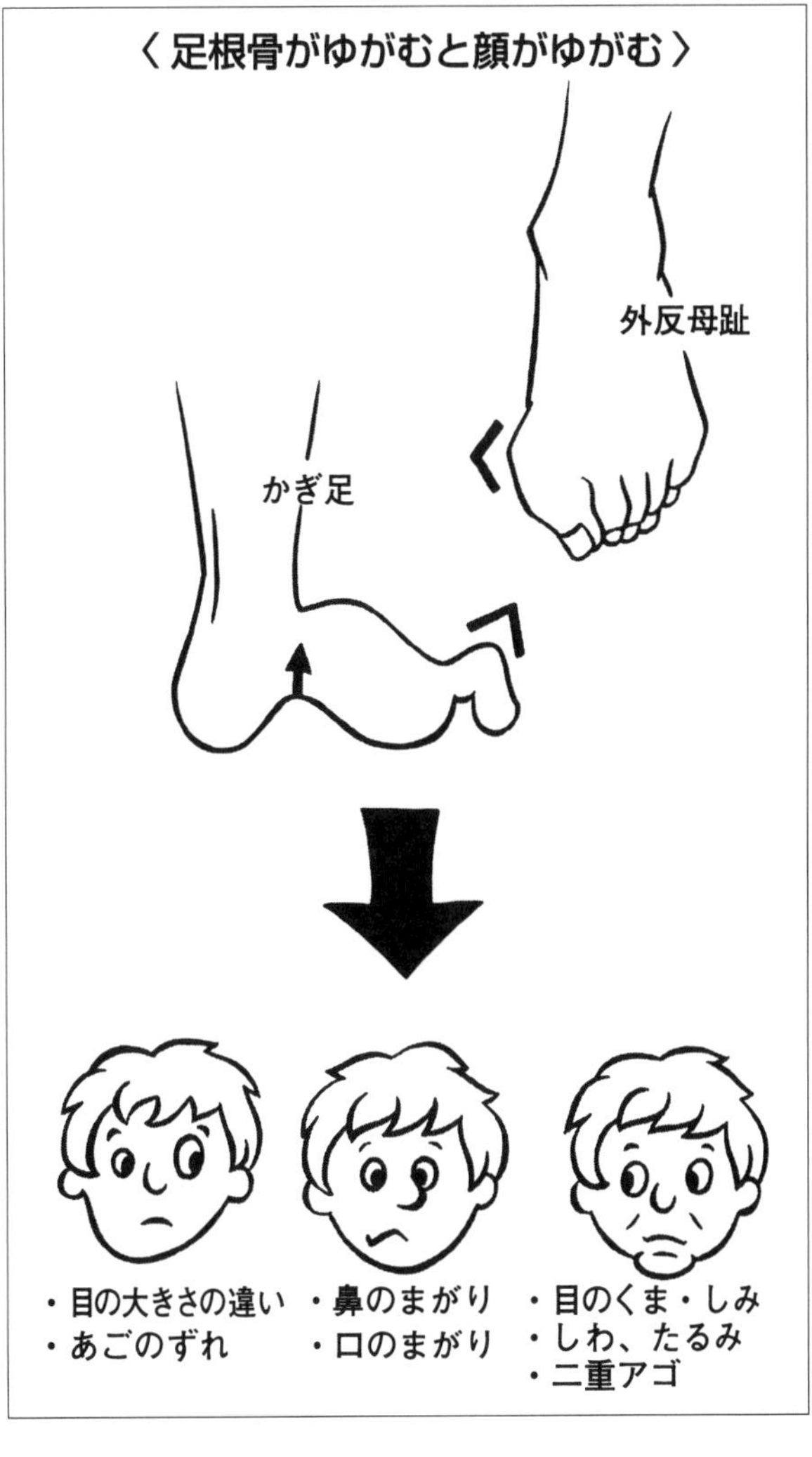
〈足根骨がゆがむと顔がゆがむ〉
外反母趾
かぎ足
・目の大きさの違い
・あごのずれ
・鼻のまがり
・口のまがり
・目のくま・しみ
・しわ、たるみ
・二重アゴ

嵐のメンバーと一緒に出演していたモデルさんが、顔面を数回ひねったあと前屈姿勢をすると、足首が伸びて床につかなかった手が突然床に着いたときの衝撃が番組で放映されています。

多くの若者たちにこのメカニズムを知っていただくことや、足首が体全体と顔面までつながっていることを証明した実演でした。

体験者のモデルさんは左右で目の大きさがちがい、頬の高さや口元の位置も水平ではなく斜めに傾斜し、ずれていました。

彼女の足を検査してみると、やはり足根骨のゆがみがあり、足の土踏まずが低く、親指は外反母趾になっており、さらに足首に痛みをかかえていました。

番組内で彼女の顔のゆがみを直すと足首の動きが非常によくなり、立った状態でも痛みがなくなり、姿勢も非常によくなったのです。

このことは、足根骨と顔のゆがみが体を通しておたがいに関係していることを意味しているのです。

多少専門的な話になりますが、なぜ足根骨と顔が関係するのかというと、まず足根骨がズレると骨盤がゆがみます。骨盤の中心には仙骨という骨があり、この仙骨が片方に傾いてしまいます。

仙骨には中枢神経をつつんでいる硬膜という、さやが付着していて、その膜を通して頭の後頭骨という骨と連結しているのです。

ですから仙骨がズレると、その影響で硬膜がその方向へ引っ張られたりねじれたりします。

そのため、ついには頭の骨も引っ張って、首や顎関節や顔のバランスがくずれてしまうのです。

2章

足首矯正の基本は
ハイヒールモーション

足首矯正のヒントはつま先立ち

わたしがこの方法を考案したヒントはつま先立ちや女性のハイヒール姿勢でした。例えばバレリーナがつま先立ちで踊るためには、足だけではなく全身の筋肉がバランスよく緊張していなければなりません。

また、女性がかかとの高いハイヒールを履いた場合も同じで、まっすぐに立っているときには全身の筋肉がバランスよく緊張し姿勢を保持しています。

この状態は自分で座りながら再現することができます。

❶まず一方の手の親指と人差し指で足のアキレス腱をつまみます。
❷次に親指をかかとの方に向かって滑らし、アキレス腱の付け根まで押し込みます。
❸親指が止まったところで親指の力を少し強くし、かかとを下に向かって押します。
このとき、足の指は上に反らせます。
❹次に親指の力を保持したままで、足の指先を伸ばしていきます（足の底屈）。

〈足首を矯正するハイヒールモーション〉

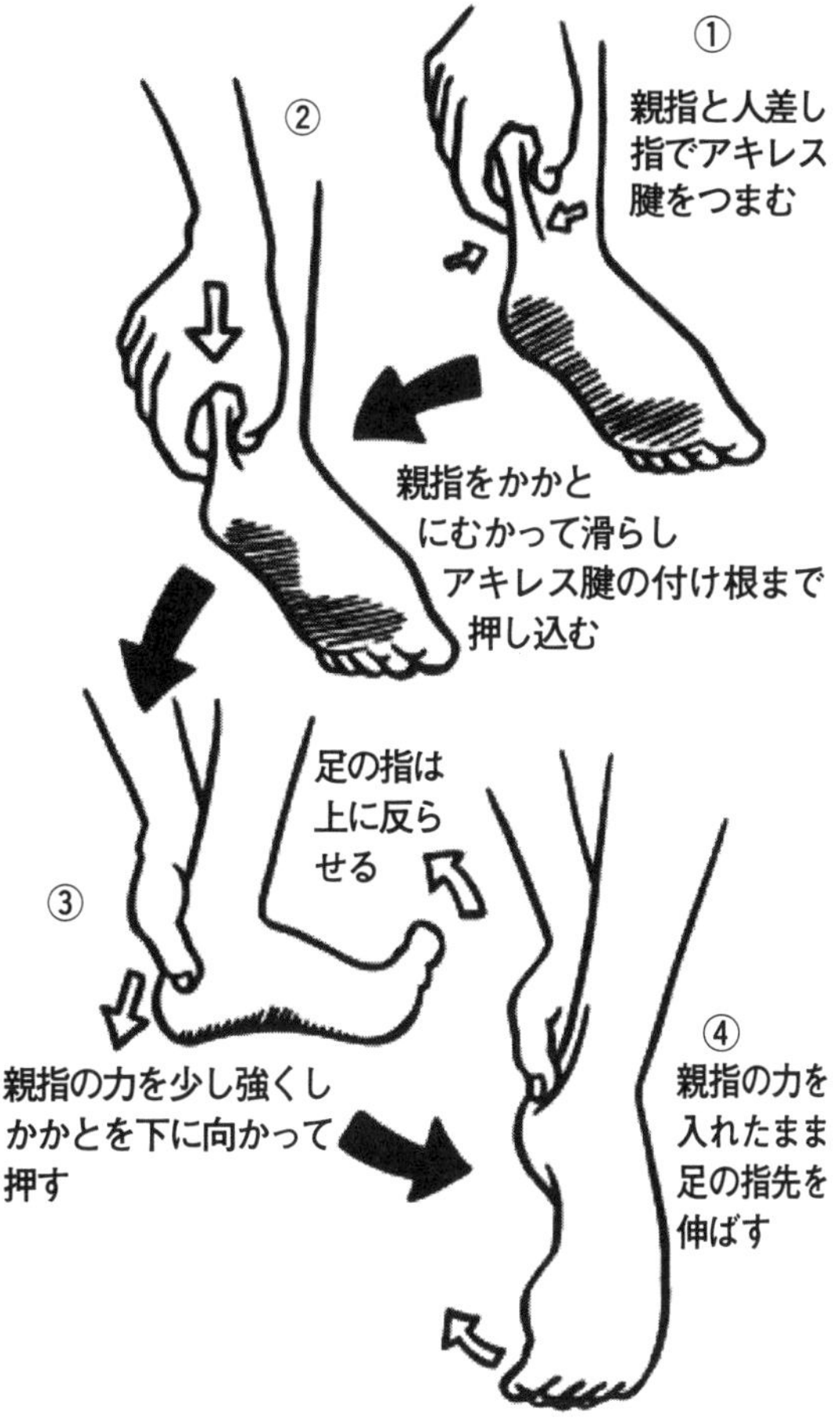

親指の押す力に抵抗して足の指先を伸ばすと、ふくらはぎの筋肉が緊張し硬くなります。このふくらはぎの筋肉が緊張している状態を数秒間保持すると、ちょうどつま先立ちと似た状態を再現することになります。

これで足首矯正のモーションが出来上がりました。足首矯正はすべて、このモーションを最初にとり、それに様々な動きを加えて行います。

わたしはこの動きをハイヒールモーションと名付けました。

どうしてすぐに効くのか

ハイヒールモーションがどうしてさまざまな症状にすぐに効くのかは、まだ不明な点はあるのですが、わたしが考えるには親指でアキレス腱をつまみ、かかとの骨を押しながら足先を伸ばすことによって足首の関節（距腿関節《きょたいかんせつ》）がいくらかけん引され、足と下腿が離れようとします。この関節にわずかながらスキ間ができ、足首にかかっている負担が軽くなり、ストレスがとれるのだと考えます。

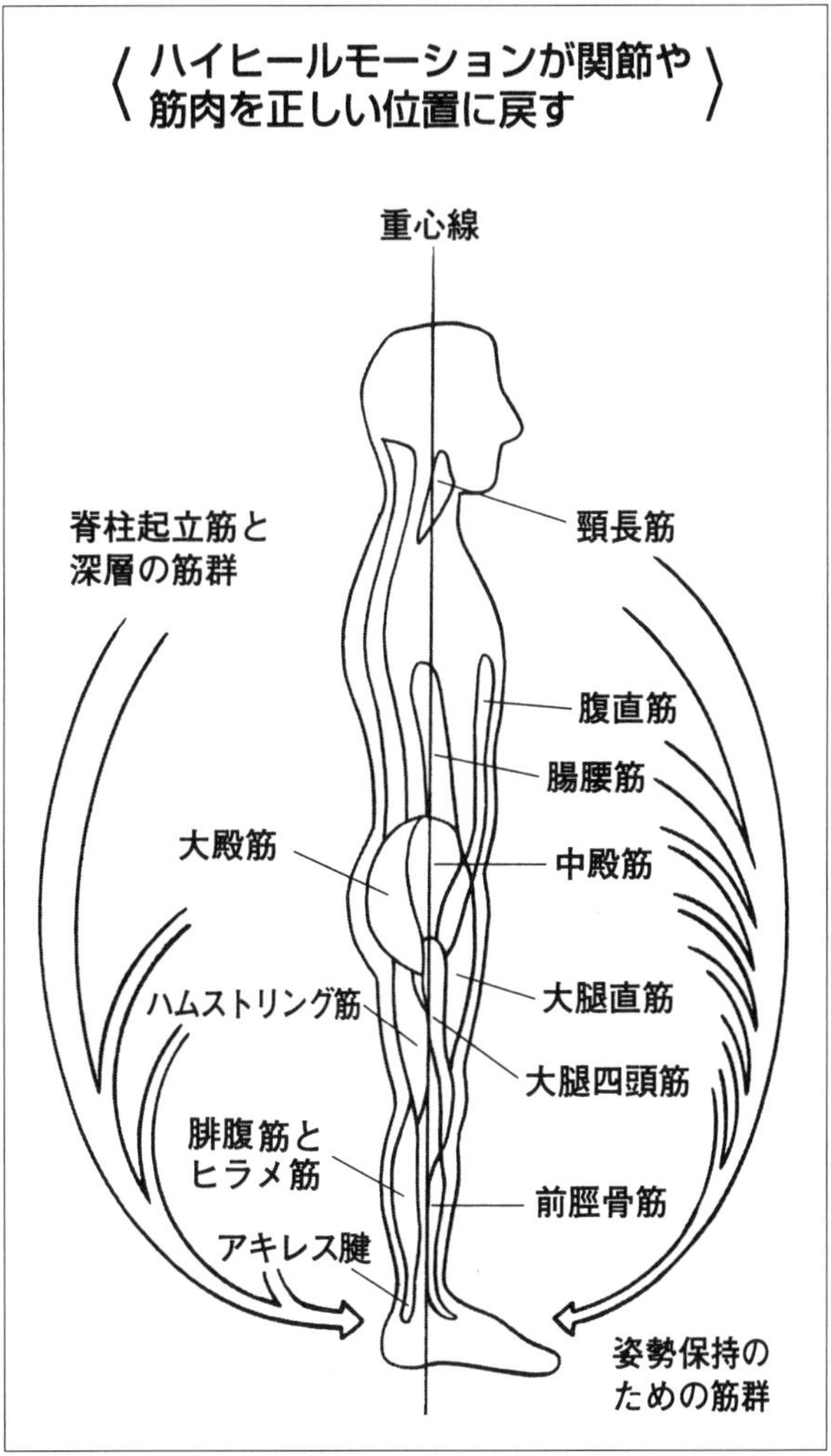
〈ハイヒールモーションが関節や筋肉を正しい位置に戻す〉
重心線
頸長筋
脊柱起立筋と深層の筋群
腹直筋
腸腰筋
大殿筋
中殿筋
大腿直筋
ハムストリング筋
大腿四頭筋
腓腹筋とヒラメ筋
前脛骨筋
アキレス腱
姿勢保持のための筋群

さらに、少し詳しくお話しすると、体の筋肉や骨や関節は筋膜網（きんまくもう）で包まれていて、全身が1枚の緊張した筋膜網で覆われています。

筋膜網の体の中での連続性機能の詳細については膨大で複雑多岐に渡るため、また別の機会に紹介いたしますが、この状態でふくらはぎの筋肉が収縮し緊張するため、この筋肉と関連性のある骨や筋肉にその力が伝わっていき、最終的には体全体に反応してしまうのです。

このように、わたしたちの体は筋膜の連続性により、骨とそれを支える筋力や靭帯で支えられており、その中にある関節が動くことで、さまざまな動作を可能にしているのです。

関節の位置がズレたり、それを支える筋肉のバランスが崩れたりすると、その部分に痛みやコリがおこります。逆に言うと、関節すべての位置が正しくてそれを支える筋肉のバランスがよければ痛みやコリがないことになります。ハイヒールモーションをとることでふくらはぎの筋肉が適度に緊張することは、それと関連する関節の位置や筋肉に影響し、ゆるんだ関節を正しい位置に戻します。

〈つま先立ちで全身の筋肉がバランスよく
緊張している状態を自分で再現する〉

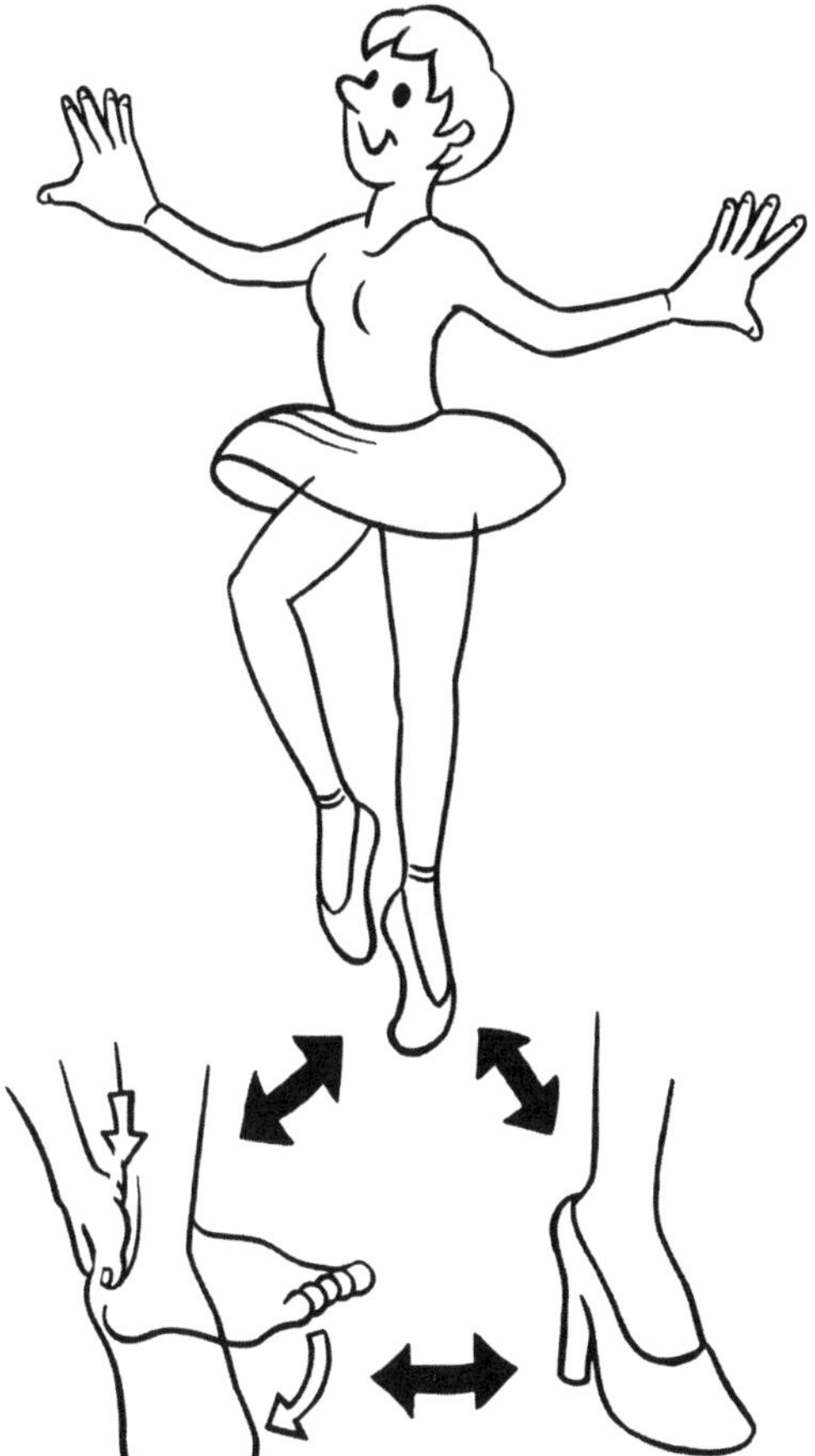

その正しい関節の位置で、痛みやコリのある部分に関係する動作をすると軽く動くようになり、コリや痛みも消えるのです。また東洋医学でいう経絡や経穴の効果もあるのかもしれません。

いずれにしても、このモーションはすぐに効くことだけは間違いないのです。

ハイヒールモーションでO脚・X脚が直る

いま若い女性の間で最も気になる部分の一つにO脚、X脚があります。

わたしのところに来る女性雑誌の取材も、O脚をはじめとする美脚に関するものが非常に多いのです。それだけこの部分は関心があるばかりではなく、またそれを改善する決定的な方法も少ないといえるのです。

O脚やX脚は運動や体操のみでは直すのはむずかしく、体全身のゆがみを直すことから始めなければなりません。

O脚のことを医学的には内反膝《ないはんしつ》といい、ヒザの部分がガニ股のように広いのです。

X脚はそれの逆で外反膝《がいはんしつ》といいます。また O脚やX脚は弱っている筋肉によってさまざまなタイプに分かれ、そのタイプに合ったケアを行わないと効果はあまり期待できません。

ハイヒールモーションは座ったままできるので上半身の体重が足にかかりません。ふくらはぎの筋肉が適度な力で緊張することで、膝関節や股関節の筋肉も緊張しバランスがとれてきます。

ハイヒールモーションを保持しながら、O脚やX脚を矯正する姿勢で毎日繰り返してみてください。気がついたときにはあなたの足も美脚になっているはずです。

ハイヒールモーションで足が細くなる

ハイヒールモーションをすると足が細くなります。

足根骨やヒザ関節、股関節がゆがんでいると、それらについている筋肉にもゆがみが生じ筋肉中の血流が悪くなります。その結果、老廃物が筋肉中に蓄積し、むくんでしまいます。さらに動きの悪くなった筋肉には脂肪がたまりやすくなるため、太って見えます。

いわゆる下半身太りと言われている太モモや、ふくらはぎの部分を細くするためには適度な運動と一緒にこのハイヒールモーションをおすすめします。

このハイヒールモーションはふくらはぎの筋肉を自分の力で収縮させ、それと関連する太モモの筋肉も緊張させます。座った状態で足の筋肉を収縮させているのでエネルギーの燃焼も足を中心に行われます。毎日続けることで足首がスッキリしてきたり、ふくらはぎや、太モモも細くなってくるはずです。

ハイヒールモーションでウエストが細くなる

ハイヒールモーションをするとウエストが引き締まり、細くなります。

ふくらはぎの筋肉の緊張は、ウエストの腹直筋や腹斜筋に伝達され、腹筋が適度に緊張します。さらにその部位の皮フをつまむと、その筋肉が他の筋肉よりも強調され血流が盛んになります。このことは最近医学的に解明されてきています。

皮フと筋肉は、神経や血管を通して密接な関係にあります。皮フを刺激するだけでその下にある筋肉が影響をうけて、血流が盛んになって皮下脂肪が燃焼しやすくなるのです。

この理論はわたしの考案した別のエクササイズ『スキンモバイル法』の中で詳しく解説しています。

ハイヒールモーションを保持しながら、気になるウエストの部分をつまんでみてください。ウエストが引き締まってくるのを実感するはずです。

ハイヒールモーションで小尻になれる

ハイヒールモーションでお尻が小さくなります。

ハイヒールモーションでふくらはぎが緊張し収縮すると、その力が大殿筋や中・小殿筋に伝わっていきます。適度な緊張がお尻に加わるため骨盤が引き締まり、お尻がシェープアップします。さらにお尻の皮フを同時につまむとその部分の刺激が強くなり、お尻の筋肉が緊張し血流がさかんになります。この方法を毎日続けると腰痛が消えることもしばしばあります。

もしあなたのお尻がたれて弾力性が失われているとお思いでしたら、是非試してみてください。思わぬ結果が出るかもしれません。

なぜかというと、お尻の筋肉は神経的に婦人科系の臓器と密接なつながりがあり、そこの臓器の不調はお尻の筋肉をゆるめてしまうからです。

ハイヒールモーションで二の腕が細くなる

ハイヒールモーションをすると二の腕が細くなります。

二の腕が細くなるというのは、通常、上腕三頭筋のたるみがなくなることをいいます。上腕三頭筋とは、二の腕のウラ側についている筋肉のことで、ヒジを曲げた状態から伸ばすときに働く筋肉です。

そのときには二の腕の上の筋肉である上腕二頭筋がゆるむことが必要です。

上腕二頭筋とはヒジを曲げたとき力こぶのできるところの筋肉をいいます。二の腕がたるむ原因として考えられるのは、ヒジを曲げる動作にくらべ、ヒジを伸ばす動作で力を加えることが少ないためです。

また二の腕の筋肉はヒジだけではなく肩甲骨にもついているため、肩甲骨の位置がずれたり肩の高さが変化すると、二の腕の筋肉バランスがくずれてしまいます。足首がゆがむと骨盤や背骨もゆがんでしまいます。

したがって、肩甲骨の位置や肩の高さが変化し、そのことが原因となって二の腕の筋肉バランスがくずれ、たるみが出てきてしまいます。さらに弱った筋肉のまわりには脂肪がたまりやすくなってしまいます。

ハイヒールモーションを保持するとふくらはぎの筋肉の緊張が全身に及びます。さらに二の腕をつまみ、刺激を加えることで徐々に引き締まっていきます。

二の腕の関節も正しい位置に回復するため左右の二の腕が対称的になり、きれいでしかも細く見えてきます。

試してみてください。

ハイヒールモーションでバストアップする

ハイヒールモーションを保持し、わき腹を引き締めるとバストアップできます。

バストの部位には大胸筋という筋肉が二種類あり、胸から二の腕へいく部分を胸肋部、鎖骨から二の腕へいく部分を鎖骨部と呼んでいます。バストはこのように胸だけではなく、鎖骨や二の腕との関係によって形がくずれたり弾力性を失ったりすることもあるのです。また胸郭のねじれがあると、それだけでバストの左右の位置がくるってしまいます。

したがってバストの位置は背骨のゆがみや骨盤のゆがみに関係しています。また女性の場合バストは生殖器の機能も関係しているため、子宮や卵巣の機能低下も影響してきます。ハイヒールモーションで全身の筋肉に刺激と緊張をあたえながらわき腹を引き締めると、大胸筋が緊張して収縮します。左右の大きさの違いだけではなく、ペ

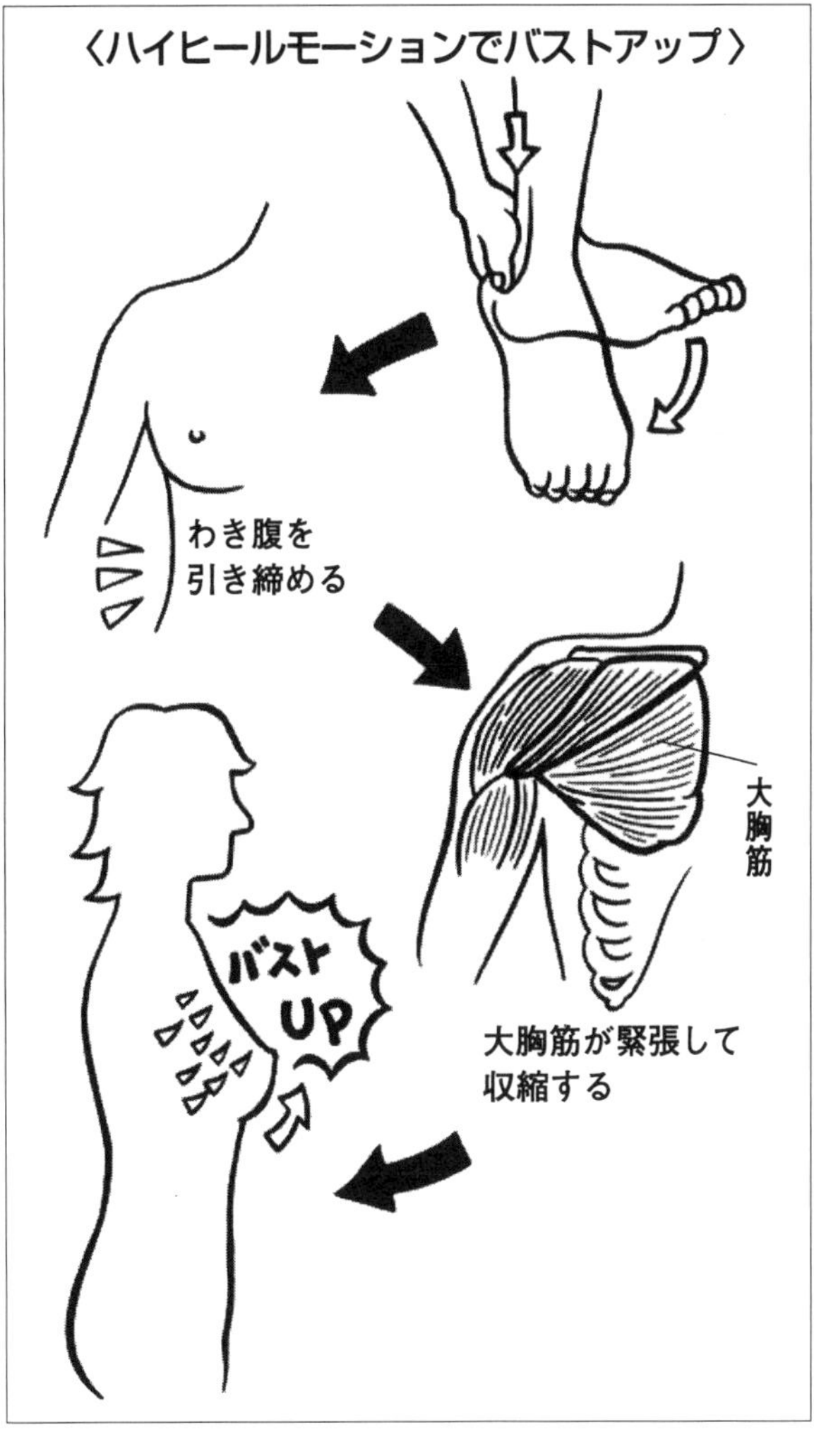
〈ハイヒールモーションでバストアップ〉
わき腹を
引き締める
大胸筋
大胸筋が緊張して
収縮する
バスト
UP

チャパイやくずれパイ？　などにも効果がありそうです。ご自分で試してみてください。

ハイヒールモーションで首が細くなる

ハイヒールモーションを保持し首を上下、左右にまわしたり側屈したりすると首がスッキリし細くなってきます。首の横についている胸鎖乳突筋《きょうさにゅうとつきん》やその後ろについている上部僧帽筋《そうぼうきん》などは、足根骨のゆがみを原因とした体のゆがみに大きく影響を受けるのです。

背骨のゆがみが原因して肩の高さが変化すると、首の筋肉の長さや太さも変化してしまいます。傾いた側の筋肉は短く太くなり、反対側は長く細くなってしまいます。前から見ると伸びた側の首は広く見え、ちぢんだ側の首はせまく見えます。

そしてシワも斜めにまがりたくさんできてしまいます。伸びた左側の筋肉は弱くなり、ちぢんだ側の筋肉は固くなってしまいます。そして血流が悪くなるため老廃物が

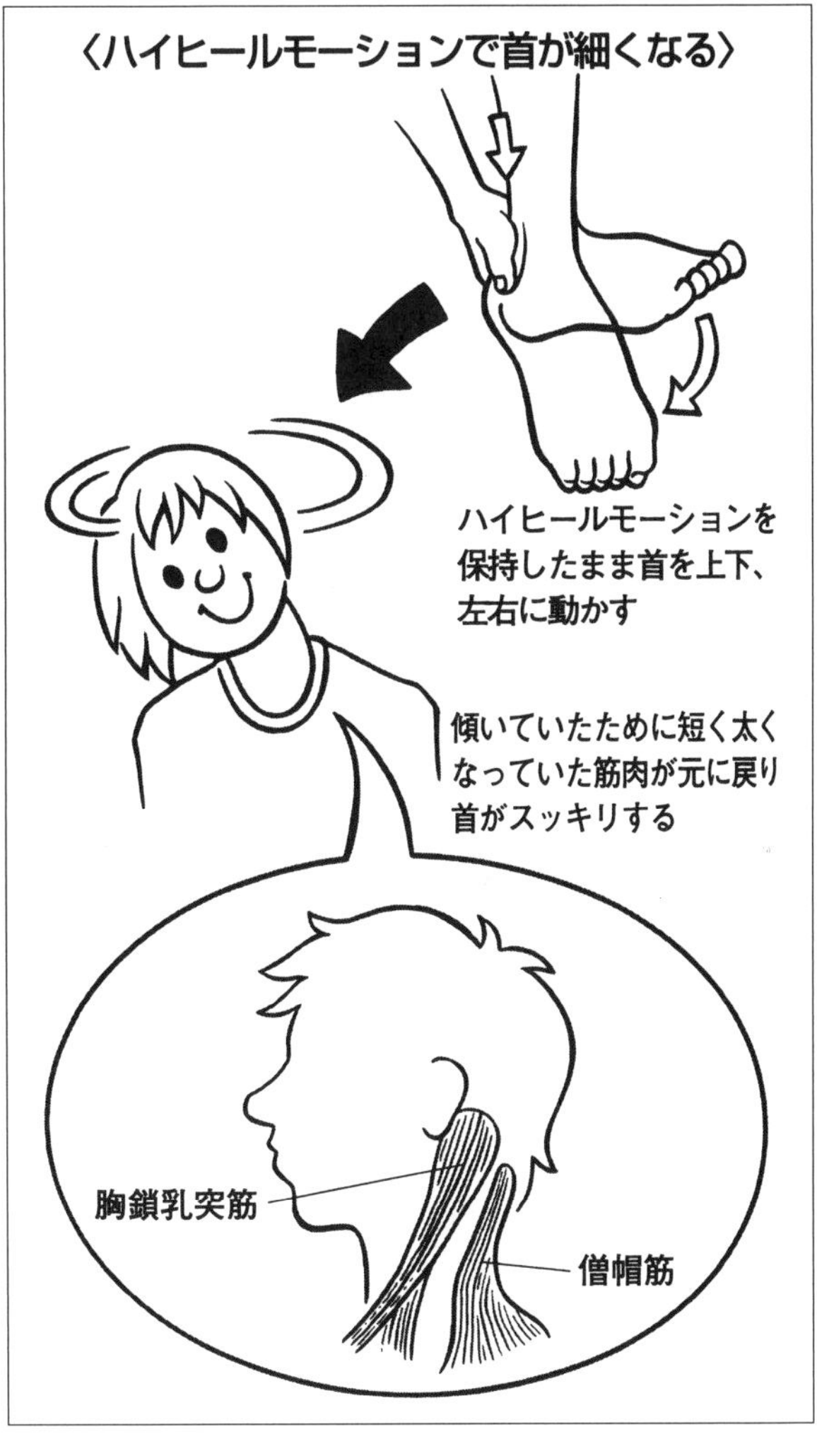
〈ハイヒールモーションで首が細くなる〉
ハイヒールモーションを保持したまま首を上下、左右に動かす
傾いていたために短く太くなっていた筋肉が元に戻り首がスッキリする
胸鎖乳突筋
僧帽筋

そこにたくさん溜まり、首こりが起こってしまうのです。

ハイヒールモーションを保持した状態で首を動かす運動をしてみてください。見るうちに首が軽くなりスッキリしてくるのを実感するはずです。

ハイヒールモーションで小顔になれる

ハイヒールモーションを保持し顎関節を動かすと顔がスッキリし小顔になります。足根骨のゆがみは体のゆがみの原因です。当然、首の筋肉や首の骨にズレが生じます。そして顎関節と側頭部についている筋肉や、アゴと鎖骨につながっている筋肉及びアゴと、のどについている筋肉に影響します。

アゴがゆがむ原因は歯に関係する問題もたくさんあるため、歯科理論による考え方も重要です。

いずれにしても、物をかんだり話をしたりするときに使われるそれらの筋肉は、左右で長さや太さが違ってくるのです。そのことが血流を悪くさせ老廃物をそこで蓄積

〈ハイヒールモーションでアゴの周りがスッキリして、ほおの筋肉が引き締まる〉

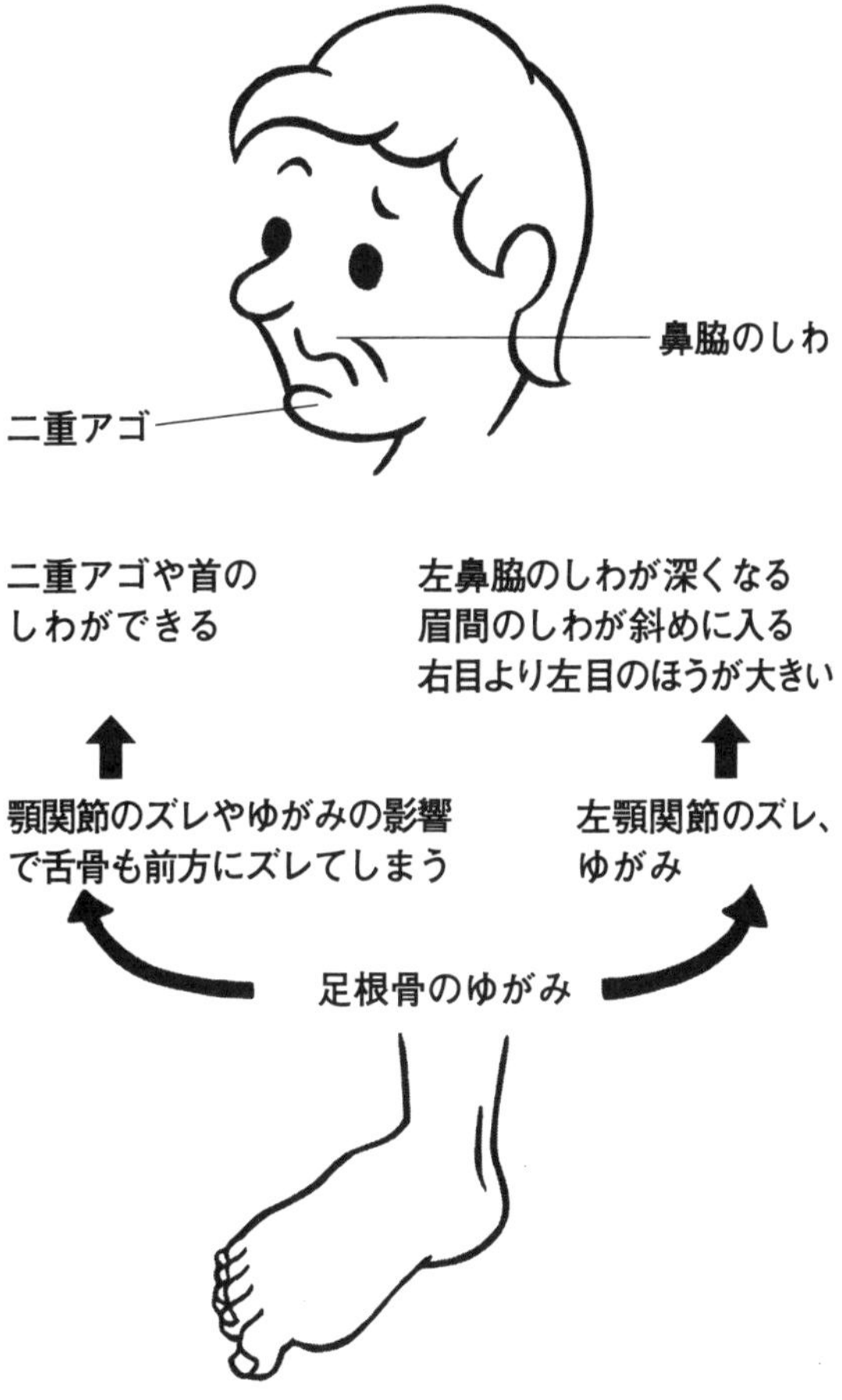

させてしまいます。

そしてアゴの位置がずれて、顔にむくみやしわができてしまうのです。

ハイヒールモーションを保持し、アゴの開閉をいっしょにしてみてください。口が非常に開けやすくなったり軽くなってきます。

そしてアゴのまわりがスッキリし、ほおの筋肉が引き締まってきます。気が付いたときには小顔がメイクされているはずです。

ハイヒールモーションで顔がキレイになる

ハイヒールモーションを保持して、顔のゆがみをとるときれいになります。

顔の筋肉は首からきている神経や血管だけではなく、脳の中から頭の骨の穴を通過してきているものもたくさんあります。

たとえば三叉神経や顔面神経などが顔の皮フや筋肉についていてその働きをコントロールしています。

〈ハイヒールモーションで顔がキレイになる〉

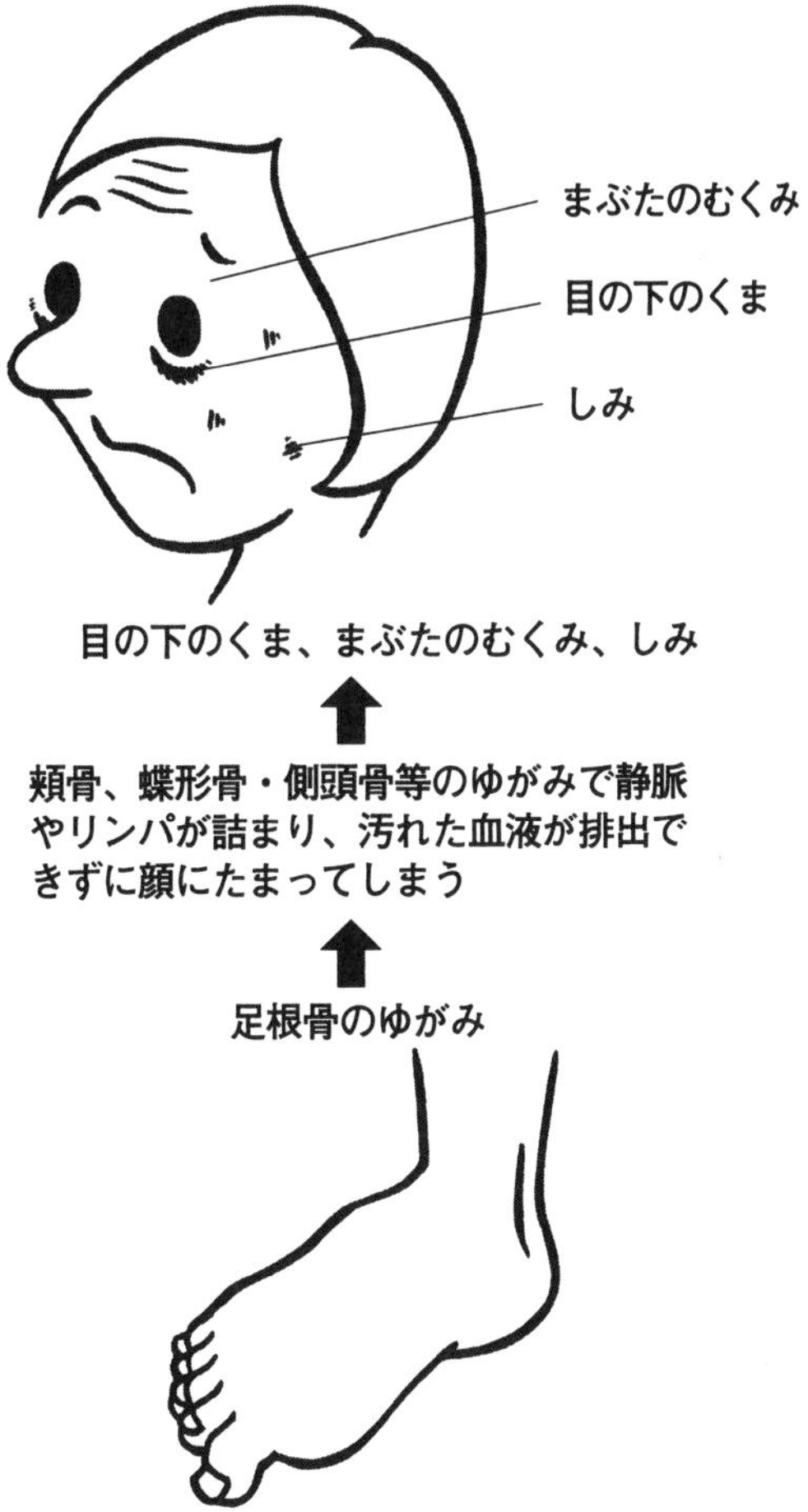

顔のゆがみがとれるとこれらの神経や血管の働きもよくなり、皮フにきれいな血液やホルモンが運ばれ、老廃物も静脈という血管からでていきます。

したがって皮フの真皮や表皮及び角質層の代謝が非常によくなり、しみやくすみといったものがなくなってきます。

また紫外線による影響も少なくてすむのです。

ハイヒールモーションを保持し、顔のゆがみを直すさまざまな動作をいっしょにすると、目や鼻の位置が整ってきたり顔が明るくスッキリとしてきます。そして知らぬ間にしみや小じわ、くまなども薄くなっていることに気が付くはずです。

3章

足首矯正はすぐに効く

一回の矯正で後遺症の指の変形が直った

ハイヒールモーションで、足のゆがみや痛みが直った例を紹介します。

都内在住のY・Wさん（25歳・保母さん）は8年前に交通事故に遭い、足をケガしました。それ以来、足の小指が上を向いたまま1度も床についたことがありませんでした。それが、ハイヒールモーションで5分間足を矯正すると、なんと事故以来初めてその小指が床についたのです。彼女はたった1回の矯正でそうなったのです。

ハイヒールモーションを応用し、土踏まずを矯正すると外反扁平足に効果があり、親指や小指を矯正すると、外反母趾や内反小指に効果があります。

足のトラブルを解決するには、様々な方法を必要としますが、ハイヒールモーションを毎日続けることをおすすめします。

ハイヒールモーションで膝の痛みが消えた

わたしが指導している整骨院には毎日たくさんの患者さんが膝の痛みで来院します。目黒区在住のB・Yさん（60歳・主婦）もその中の1人で、正座ができず、無理に座ろうとするとすぐに膝関節部に痛みがでてしまう状態でした。

わたしはその方に、痛みのある部位を手でさわり、ハイヒールモーションを5分間するよう指導しました。その結果痛みが全くなくなり、正座ができたのです。これもたった1回の矯正でした。

ハイヒールモーションはふくらはぎの筋肉を収縮させます。そうすると足が底屈して伸びるだけでなく、膝関節の上の部分にある大腿骨にもその力が加わります。

そしてふくらはぎの力をゆるめると、筋肉がリラクゼーションを起こし、膝関節に隙間ができ、膝の曲げ伸ばしが楽になるのです。膝痛でお悩みの方は是非このハイヒールモーションを毎日続けてみてください。必ず効果が現れるはずです。

ハイヒールモーションで腰痛が消えた

腰痛には様々な原因があります。したがって治療法も人それぞれ違います。専門医の指示に従わなければいけないものから、ストレッチ体操でよくなるものまで数多くあるのです。

腰椎椎間板ヘルニアや、腰椎の変形などによるもの以外の腰痛にはこのハイヒールモーションは効果があります。

特に立った状態で前屈姿勢をしたとき床に手がつかない人は背筋が硬くなっていることが多く、腰痛も起こりやすいのです。

ハイヒールモーションの状態を保持し体を左右に各5回側屈してみてください。そして、また立った状態で前屈姿勢をとってみてください。

手が床にかなり近づいているか床につくはずです。また腰が軽くなり痛みも消えているでしょう。

ハイヒールモーションで肩こりが取れる

肩こりの原因の一つに、背骨のゆがみがあります。

背骨がゆがむと左右の肩甲骨の位置がずれ、肩の高さに違いが生じます。そうするとそこについている肩の筋肉の太さや長さが変わってしまいます。

例えば、肩から首についている上部僧帽筋や、首の横から胸骨についている胸鎖乳突筋などのバランスがくずれると、血液の循環が悪くなり肩こりの状態になってしまいます。

ハイヒールモーションを数秒間保持して肩をすくめたり、回したりしてみてください。肩が軽くなり腕もよく回るようになっているはずです。

慢性の肩こりでお悩みの方、毎日数回繰り返してみるとよいでしょう。

ハイヒールモーションで頭痛が消える

頭痛の原因の一つとして頸椎のゆがみがあります。

頸椎がゆがむとそこから出ている神経や血管が圧迫され、手がしびれたり、頭や顔に痛みが放散されることがあります。

また耳なりやめまいや吐き気なども起こります。その状態のときには、首の筋肉が緊張し、こっている場合が多いようです。

ハイヒールモーションを数秒間保持し、首を左右に回したり、側屈してみてください。

首がよく回るようになって、首筋の張りがなくなっているはずです。そして、それに関係する頭痛も軽くなっていることに気づくでしょう。

慢性の頭痛の方も毎日繰り返し続けることで効果が現れてくるはずです。

ハイヒールモーションで姿勢がよくなる

足首矯正が考案された頃放映されたTBSテレビの人気番組『動物奇想天外』で、わたしは人の体のゆがみについての解説をしました。

番組の中心は馬の背骨を直す整体師さんの紹介だったのですが、この整体師さんは体の弱っている馬の背骨にハンマーを2個かさねてたたき、背骨を矯正していました。そしてその効果を調べるためにサーモグラフィーという検査器具を使用し、馬の血液循環を調べました。

すると、施術前より施術後のほうがはるかに血液循環がよくなっていることが色の変化でハッキリとわかりました。

わたしの解説は、馬に対しても効果があるのであれば、人間の場合も同じだろうということで、体のゆがみの解説とそれを直すエクササイズ法を指導しました。

馬とは違って人間の場合2本足で立っているため、足首にかかる負担は非常に大きいのです。そして、足首のゆがみが発生するとその関連する筋肉や関節にもゆがみが生じます。

さらに骨盤がゆがみ、背骨は回転性の側彎を生じ、肩の高さが違ったり頭が傾いたりします。

ハイヒールモーションを保持するとふくらはぎの筋肉が緊張し、全身の筋肉や関節にその力が影響して正しい位置で筋肉や関節が機能しようとします。

そして、このモーションを利用して体全体の動作を繰り返すことで、筋肉が引き締まり、姿勢が非常によくなります。

脱力姿勢といわれている、猫背の改善には効果がありますので、できるだけ毎日続けてみるとよいでしょう。

4章

自分でできる安全・簡単な方法

★子供からお年寄りまで

❶誰でも手軽で簡単にできる

このハイヒールモーションを利用したエクササイズは、一度慣れてしまえば誰でも簡単にできるようになり、それを応用して本書の実践編を行うとさまざまな素晴らしい効果が現れます。エクササイズというと、激しい運動やきつい姿勢を思い浮かべることが多く、またそのような方法が多いのです。

わたしが指導をしている人達の中には80歳をこえている人から小学生の子供までおり、すべて同じ方法で行っています。座ったままできるということで無理なく安全に行えるのもこの方法の利点です。

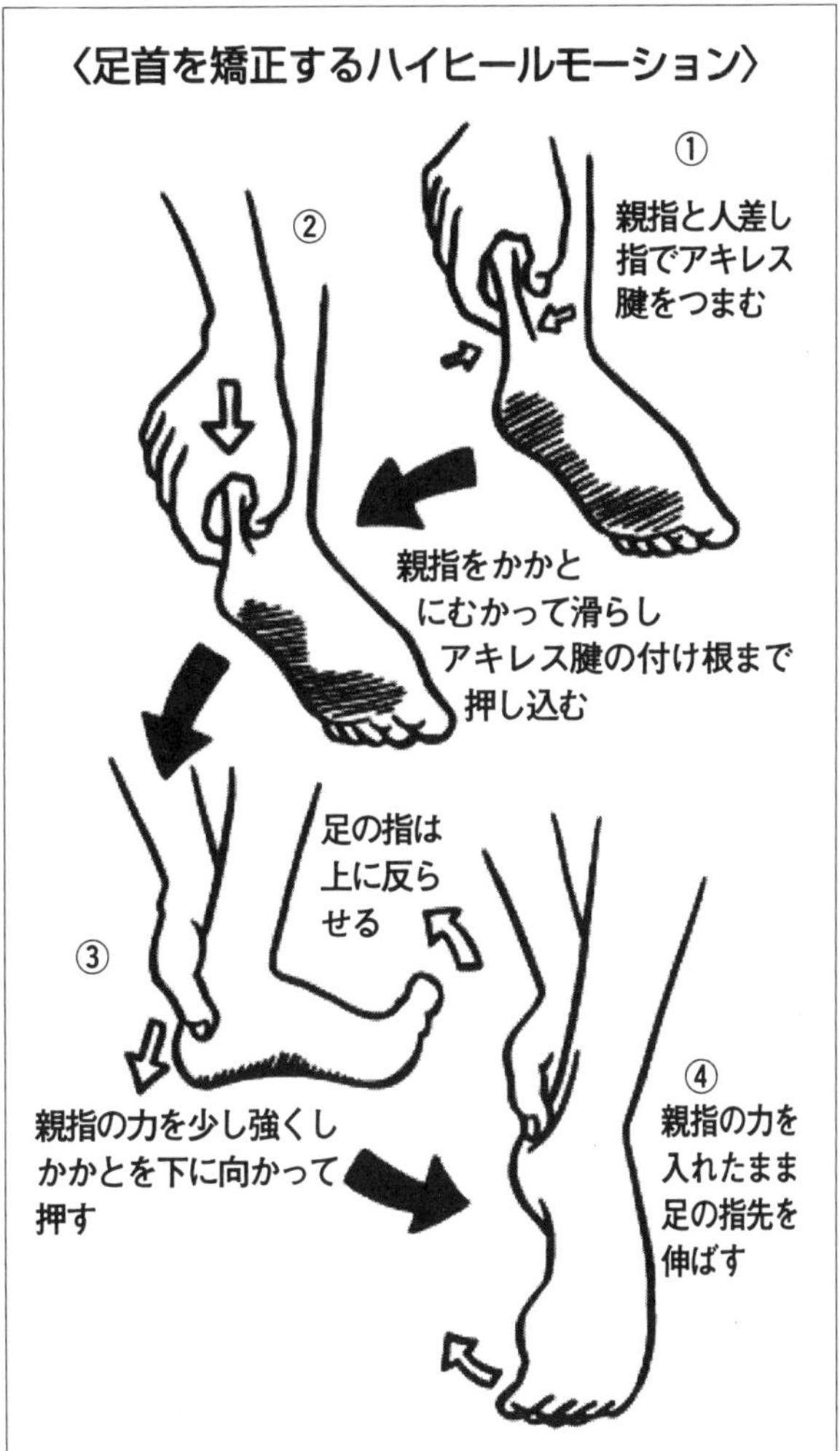
〈足首を矯正するハイヒールモーション〉
①
親指と人差し
指でアキレス
腱をつまむ
②
親指をかかと
にむかって滑らし
アキレス腱の付け根まで
押し込む
足の指は
上に反ら
せる
③
親指の力を少し強くし
かかとを下に向かって
押す
④
親指の力を
入れたまま
足の指先を
伸ばす

❷特別な場所も時間もいらない

このハイヒールモーションを応用したエクササイズは座ったままできるので、どのような場所でも行えます。たとえばオフィスの休憩時間を利用してイスに座ったままでも、また自宅でテレビを見ているときや風呂あがりにしたり、あるいは寝室や勉強部屋でもすぐに始められ、特別な準備や時間もいらないのです。

疲れたと感じたときや、ふと思い出したときにすぐその場で行えますから非常に便利なのです。

❸費用がまったくかからない

このハイヒールモーションを応用したエクササイズは、自分自身の足首を自分の手でつまみながら行うわけですから、特別な器具を使ったり、何かを皮フに貼ったりしません。

ですから何か品物を買う必要はまったくないため、費用がかかりません。

あなた自身の興味と、それを続けるわずかな体力と意志だけが必要なのです。

また、費用がかからないエクササイズですから知人や友人にすすめるのも気楽です。

❹すぐにその効果を実感できる

このハイヒールモーションのエクササイズは速効性があり、すぐにその効果を実感できます。人それぞれ、その効果の出かたは違いますが、実践編の中のどれか、あなたの関心のあるものを行ってください。

たとえば肩こりのために行ったものが、意外にほかの部位にも効いたりします。腰痛に効いたり、首が細くなったりします。

ですから、ご自分で気が付かないでいた部位やあきらめていた症状が消えることもあるのです。

速効性に優れていることも、エクササイズをあきずに続けるためには重要なことではないでしょうか。

★足首矯正での注意点

このハイヒールモーションを応用したエクササイズは、基本的には誰でも実践できるものです。

しかし、特別の症状や疾患をかかえている方はまず専門医の指示にしたがってください。

❶足や足首に器質的な変形や障害があり、そのために炎症がおこっている方
❷膝や股関節などを手術していたり人工の器具が入っている方
❸腰椎椎間板ヘルニアや骨粗鬆症など骨自体に問題がある方
❹その他、安静を必要とし体を動かすことをあまりすすめられない状態の方

等です。

以上に該当する方は必ず専門医の指示に従ってください。

民間療法の中には素人判断で行ってはいけないものもたくさんあります。自分の体

がどのような状態になっているかをよく知り、その状態に適したエクササイズをすることが最も大切なのです。

正しい判断と正しいエクササイズでのみ、本当の成果が現れることをぜひとも忘れないで下さい。

★足首をゆがませない日常生活での注意点

❶姿勢を正しく　座り方に注意

特に注意しなくてはならないのは座り方です。若い人に多い横座り、ペタンコ座り、体育座り、片足あぐらなどはクセになりやすく、習慣化すると片側にのみ体重がかかり、骨格がゆがむ原因になります。

さらに骨格のゆがみに伴い内臓を圧迫し、消化機能や循環機能を低下させてしまいます。そしてついには足首の筋肉のバランスがくずれ、足の形に変化を生じさせてしまいます。

このような座り方による姿勢を改善するためには左右両側に同じ姿勢をとり、繰り返すことです。また、立った状態でのよい姿勢は「背筋を伸ばし、あごを引く」ではなく「頭を上へ向かって持ち上げ、肩からできるだけ頭を離す」ことです。

❷足に合った靴をはく

「合わない靴」をはき続けることも、足首のゆがみの原因の中で重要です。特にハイヒールのかかとの高さが高すぎたりすると足根部の関節にゆがみが生じ、歩行による体重移動の結果、前足部にも過剰な負担がかかり、ついには足が変形してしまいます。

ヒールの適切な高さは個人差がかなりあるため、一様には何センチと決めつけられるものではありません。専門医及び靴の専門家の指導を受けながら調整する必要があるといえます。

❸体全体をバランスよく使う運動を

「片寄った運動」も足首のゆがむ原因です。例えば右側の上肢ばかりを極端に使ったり、右側の腰のひねりばかりを強調するようなスポーツや運動は筋肉能力に違いが生じ、左右のバランスをくずしてしまいます。結果的に骨格がゆがんでしまい、足首もゆがんでしまうのです。

記録更新を目的とするスポーツは別として、健康体を作るための運動として必要なことは体全体の左右上下のバランスをとることです。

❹正しい歩き方

歩き方が悪いと骨盤や足首をゆがませる原因となります。正しい歩き方は上体を伸ばしヒザを伸ばしながら力をぬいて歩くことです。さらにかかとから着地し、体重を足先に移すようにまっすぐ前に踏み出し腕を振って歩くことです。

ただし歩き方は、はいている靴の種類や目的によって違ってくることが多く、靴の形状に体の筋肉がバランスを取りながら歩いているのです。

したがって、正しい歩き方というのは、はいている靴ごとにそれぞれ違った動作になります。

❺寝方や枕の高さや位置に注意

あおむけに寝る姿勢ばかりが正しい寝方ではありません。人間の体は寝ている間にも体のゆがみを調整するため、本能的に左右に寝返りをうって自己矯正しています。

また枕も高さの調整ばかりではなく、どちらかを上に移動する「斜め枕」も寝ながらの矯正法として価値のあるものです。

5章

足首矯正で痛み・不快症状がとれる

●動きのくせはゆがみにつながり痛みをおこす

暮らしの中での動きのくせは、からだのゆがみにつながり、そのことは、筋肉のバランスをくずすことにつながっていきます。その結果、からだを構成する骨がゆがみ、一方にだけ負担がかかることによって、関節などにトラブルがおきて痛みがおきる場合があります。特に膝の痛みで悩む方は多いと思います。

ここでは、からだのゆがみが原因でおきる痛みやトラブルを解消するためのエクササイズを紹介します。基本的な動きは、美容編と同じですが、その前に、テストをして、自分のからだの〝動きにくさ〟を確かめておきます。

ただし、次の方は必ず専門医の指示に従ってください。

❶足や足首に変形や器質的な障害があり、そのために炎症がおきている方
❷膝や股関節などを手術していたり、人工の器具が入っている方
❸椎間板ヘルニアや骨粗鬆症など、骨に問題のある方
❹安静を必要とする方

●「アダムズポジション」は体の〝動きにくさ〟を確めるテスト

次頁のように両足を揃えまっすぐに立って、からだを前に倒し、両手の指先を床の方に伸します。この前屈姿勢を「アダムズポジション」といい、エクササイズの前後にこの動きをすることで、からだの変化を実感することができます。

太ももの筋肉や、ふくらはぎの筋肉が張っている状態でアダムズポジションをとると、手の指先が床につかなくなります。また背筋や骨盤の筋肉が緊張していても、指先はつかないのです。また、外反扁平足になっている場合は、かかとが床に対して垂直になっていないので、くるぶしの外側にしわがよるのが特徴です。

内側の土踏まずも厚くなってしまうため、足の裏と床の間に隙間がなくなります。

また外反母趾は、足根骨から先、親指の中足骨が内側にねじれてしまっていることによっておこります。このことによって、親指が小指側に外転し、ひどい場合には、靴をはくと、親指が人指し指側に寄り、圧迫を受けてしまうので、巻き爪の原因にもなってきます。

〈アダムズポジション〉

両足を揃えまっすぐ立って、からだを前に倒し
両手の指先を床に伸ばす

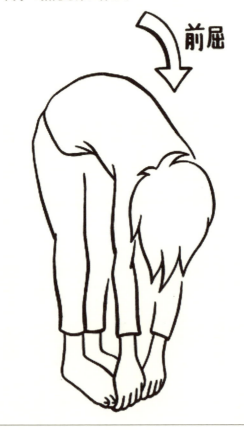

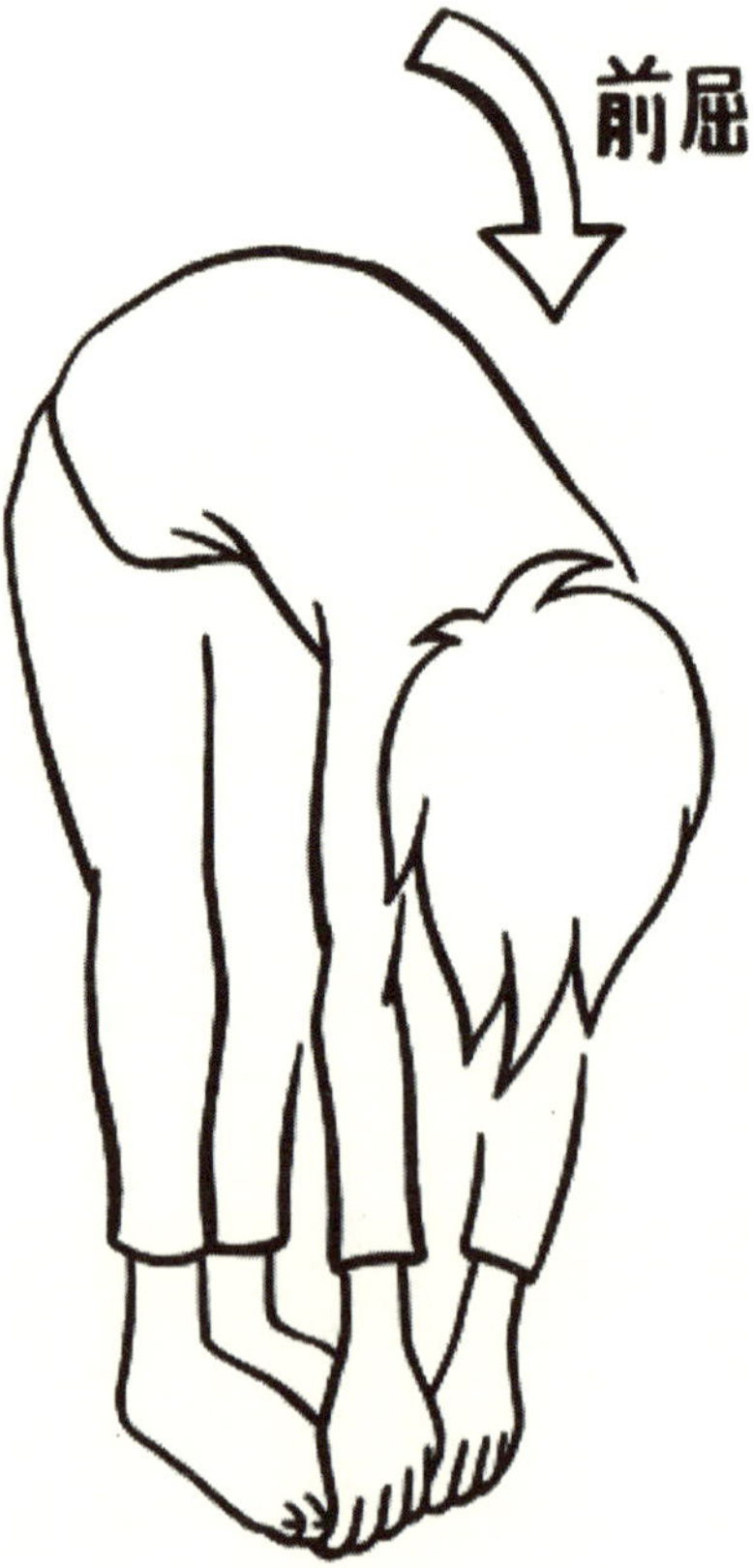

●足のねじれが膝の痛みにつながる

足が内側にねじれる（外反）と、膝から下のすねの部分が内側にねじれ（内旋）、その影響で太ももは外側にねじれる（外旋）ことになります。逆に足が外側にねじれると、膝から下も外側にねじれ、太ももは内側にねじれます。

通常、膝が悪くなると、膝がまっすぐ伸びないことが多いのです。ですから、左右を比べると、悪い膝の方の脚が短くなります。このことによって、骨盤がゆがみ、骨盤から膝の内側に伸びる筋肉が緊張して縮みます。ですから、膝が曲がってねじれてしまうのです。

ねじれた状態で、曲げたりのばしたりを続けると、膝の両サイドを支えている靱帯の内側に負担がかかり、炎症がおこってきます。

靱帯の内側には滑膜があり、関節液を出して動きをなめらかにする役割をしています。筋肉のアンバランスによって、一部に負担がかかる状態が長く続くと、この滑膜が厚くなってきます。そうなると、関節液がにじみ出てこなくなり、油ぎれの状態に

〈足のねじれが膝の痛みにつながる〉

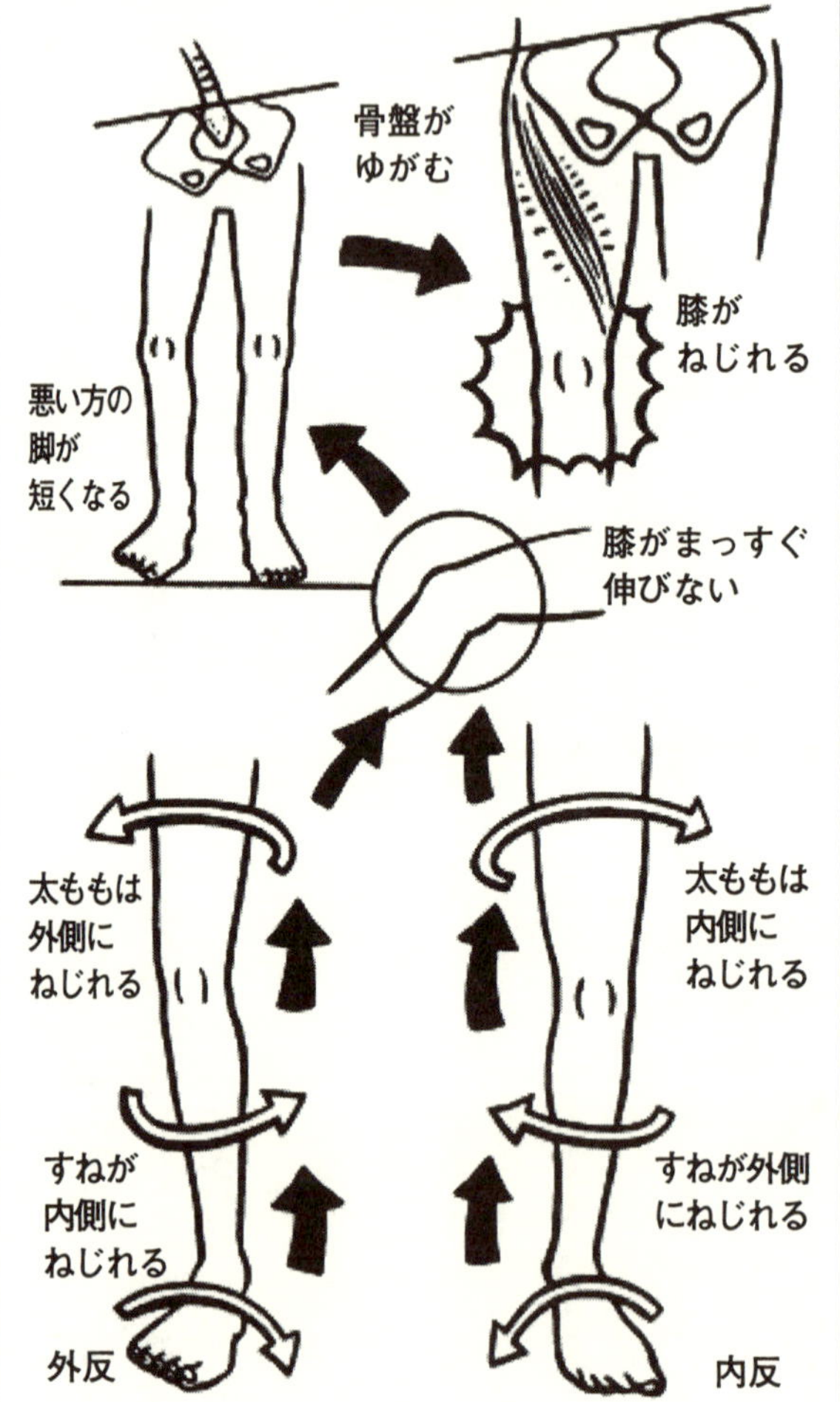

なります。それによって、半月板が圧縮されて、炎症をおこしてきます。さらに、軟骨がとがり神経を刺激し、痛みがおきるようになります。

　またアキレス腱から大腿部へ伸びる筋肉や、ひざ関節周辺の筋肉がねじれ、それが膝関節そのもののねじれにつながっていくのです。

●足首矯正法で膝の動きがよくなる

　足首矯正法で足先を伸ばすことによって、足根骨の（距腿）関節が開くことになります。ふくらはぎの筋肉（腓腹筋《ひふくきん》）は膝のうらをまたぎ、太ももの筋肉に入り込むようにして伸びています。また足首のアキレス腱となって踵骨《しょうこつ》についています。

　足首の緊張を取り除くことで、筋肉が伸び、そのことによって脚全体が伸びます。また、ふくらはぎの筋肉に刺激を与えることで、ふくらはぎが収縮し、仙骨から出る脛骨神経に刺激が伝わります。さらに、それに関連する太ももやお尻の筋肉にも刺激が与えられ、興奮して引き締まることになります。さらに、腹筋や背筋まで連鎖的に筋肉が引き締まっていきます。かかとの骨を正しい位置にすることによって、筋肉のバランスもとれ、動きがよくなるというわけです。

●足首矯正で痛みが解消する

プロローグでも述べたように、足首のゆがみが、からだのあちこちに影響し、からだ全体のゆがみにもつながってきます。関節などの位置のゆがみは、神経や血管を圧迫し、痛みや血行不良による、こりの原因にもなります。

足首矯正をすると、まず、ふくらはぎの筋肉が緊張し、それに関連する関節の位置や筋肉が影響を受け、ゆがんだ関節が一時的に正しい位置に戻ります。これらのことによって、神経や血管に対する圧迫が取れて、痛みやこりが軽くなると考えられます。まず、自分のからだをよく調べて、足首矯正のエクササイズを試してみてください。ただし、急性の外傷や器質的な変形による炎症などが起きている場合は、この方法を自分で試すことはお勧めできません。必ず専門医の指示に従ってください。

膝の痛み

膝や足の関節に変形があるために炎症をおこしている方や、人工の器具が入っている方などにはお勧めできません。そのような方は、必ず専門医の指示に従ってください。

エクササイズの前と後に、アダムズポジションという前屈や、つま先立ちで、自分の動きを確かめます。つま先立ちをするのは、アキレス腱の動きを調べるためです。

アキレス腱は、膝を曲げたり、つま先立ちをするときに重要な働きをします。

これが悪くなることによって、膝がよく曲がらなくなったり、つま先立ちがしにくくなったりするのです。

また、痛みのテストもエクササイズの前後に行うようにします。

●エクササイズ前のアダムズポジション

両足を揃えまっすぐに立って、からだを前に倒し、両手の指先を床の方に伸ばします。指先がどこまで届くか確かめてください。（82頁参照）

このときに、勢いをつけて急にからだを前に倒したり、無理に指先を床につけたりしないでください。これはあくまでも、エクササイズの前と後でからだの動きが違っていることを確かめるテストですから、くれぐれも無理はしないようにしてください。

●エクササイズ前のつま先立ちのテスト

両足、さらに左右片方ずつ、つま先立ちをしてどちらが安定しているかを調べます。

●エクササイズ前の痛みのテスト

膝の内側と外側を親指で軽く押さえ、どちらに痛みを感じるかを調べます。このときの痛みをよく覚えていてください。

膝のエクササイズ（90頁）

❶足を伸ばし、痛みを感じる側の足を曲げて乗せます。あるいは椅子に腰掛けたままでも構いません。片方の足の上に、痛みを感じる方の足を乗せ、片手で膝を固定します。

❷より痛い方のくるぶしの内側を手の親指と中指、人差し指ではさんで下方に滑らせ、親指を押し込み、つま先を反らしてから足先を曲げるように力を入れます。親指を押し込んだまま、足先に力を入れ、この状態を5秒間続けます。

指に入れる力があまり強すぎると、アキレス腱に沿っている滑液嚢《かつえきのう》が炎症をおこす可能性があり、皮膚の弱い人だと痣《あざ》になってしまうこともあります。それを防ぐため、できればタオルやティッシュペーパーをかかとに巻き付けてやるといいでしょう。足に炎症をおこしている方は、必ず専門医に相談してから行うようにしてください。

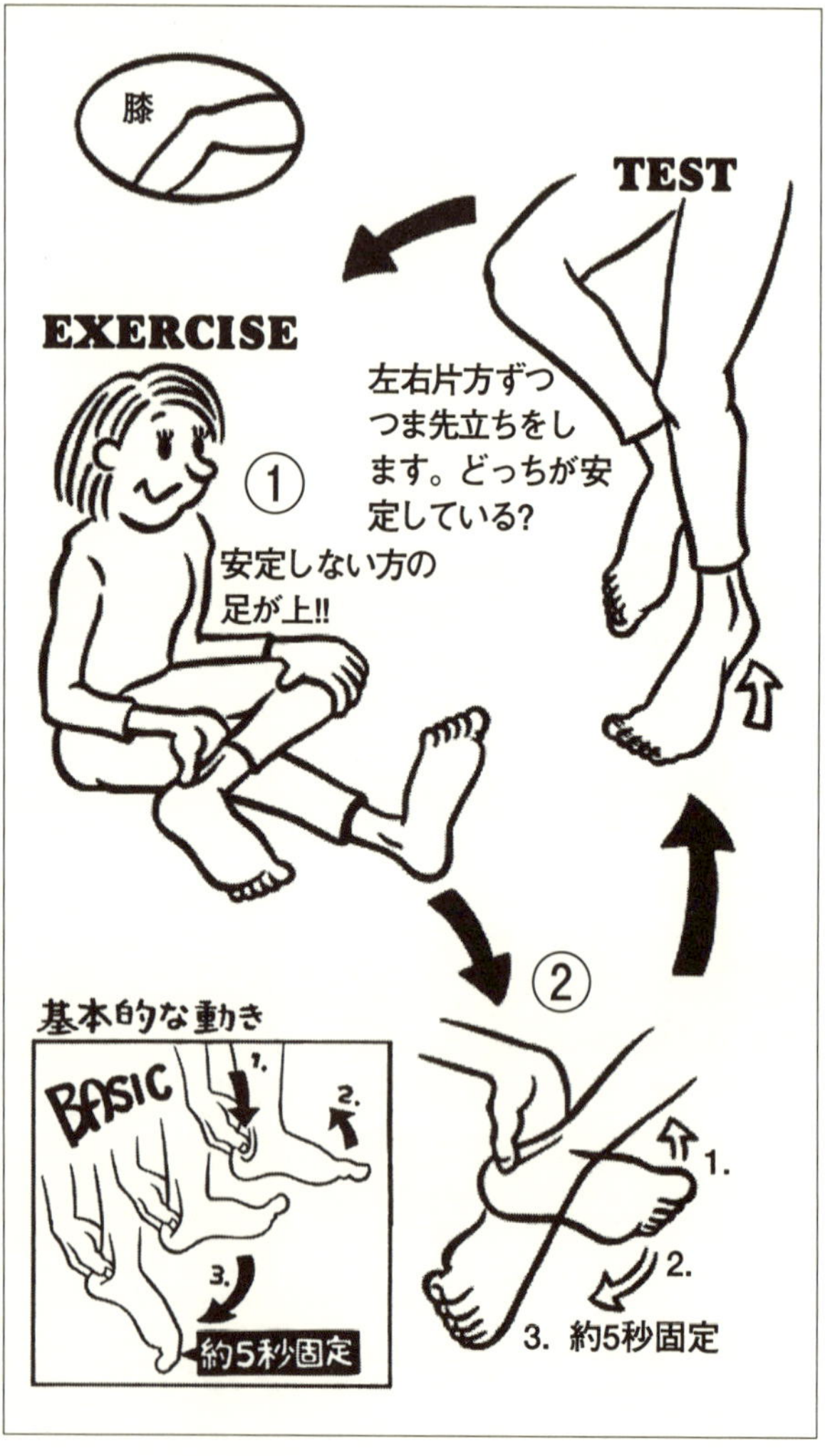
膝
TEST
EXERCISE
左右片方ずつ
つま先立ちをし
ます。どっちが安
定している?
①
安定しない方の
足が上!!
②
1.
2.
3. 約5秒固定
基本的な動き
BASIC
1.
2.
3.
約5秒固定

●エクササイズ後のアダムズポジション

エクササイズの後に、もう一度アダムズポジションをして、指先がどこまで届くか確かめます。エクササイズ前よりも、指先が床の方に近づく、あるいは、スムーズに曲げることができるというような変化が実感できるでしょう。

●つま先立ちのテスト

エクササイズの前と同様に、つま先立ちをします。両足、そして片足ずつ試してみます。エクササイズ前の動きと比べてみてください。前よりも、安定していることが実感できるでしょう。

●痛みのテスト

エクササイズの前に確認したように、膝の内側と外側を指で押さえ、エクササイズ前との違いを確かめます。痛みが軽くなっているはずです。

腰の痛み

足や膝に炎症のある方、椎間板ヘルニアをおこしている方や、腰椎が変形をおこしている方、骨そしょう症などの方、ぎっくり腰などの方は、必ず専門医の指示に従ってください。

このような障害がない方で腰が痛い場合、アダムズポジションをしたときに手が床につかない方が多いのです。これは、背中の筋肉が硬くなっていることが原因になっています。

足首矯正をすると、ふくらはぎの筋肉に刺激が伝わり、その影響で、背中の筋肉にも刺激が伝わっていきます。また、関節が一時的に正しい位置に戻り、ゆがみによって圧迫を受けていた神経や血管が解放されて、痛みが軽くなるのです。

同じ姿勢を続けていることによる血行障害や、知らず知らずの間についてしまった姿勢のクセによるゆがみが腰痛をひきおこしていることも多いのです。

●エクササイズ前のアダムズポジション

両足を揃えまっすぐに立って、からだを前に倒し、両手の指先を床の方に伸ばします。指先がどこまで届くか確かめてください。

これはあくまでも、エクササイズの前と後でからだの動きが違っていることを確かめるテストですから、くれぐれも無理はしないようにしてください。

●エクササイズ前の側屈テスト（95頁）

両足を揃えて立ち、肘を伸ばしたまま、左右に側屈をします。左右どちらが曲がりにくいかを確かめてください。これは、骨盤から腰椎、さらに首の上までつながる背骨を支える筋肉や上半身をねじったり、曲げたりする筋肉（仙棘筋）の動きをテストしています。これらが収縮していると、骨盤と腰椎にゆがみが出てきます。

この検査でわかることは、曲りにくかった側の反対側の筋肉が固くなって短縮していることです。

腰のエクササイズ

❶基本の動きをします。両足を伸ばし、曲がりにくい側の反対の足を曲げ、伸ばした足の上に乗せます。
椅子に座った状態の場合も、同じように曲がりにくい方の足を曲げ、もう片方の足の上に乗せます。

❷曲げた方の膝を片手で固定します。
曲げた足のくるぶしの内側を手の親指と中指、人差し指ではさんで下方に滑らせ、親指を押し込みます。そのまま、つま先を反らし、次に足先を曲げるように力を入れます。

親指を押し込んだまま、足先に力を入れ、この状態を5秒間続けます。
❸この状態を約5秒間保持したまま、体側を左右に2〜3回傾けます。
指にあまり力を入れないようにしてください。

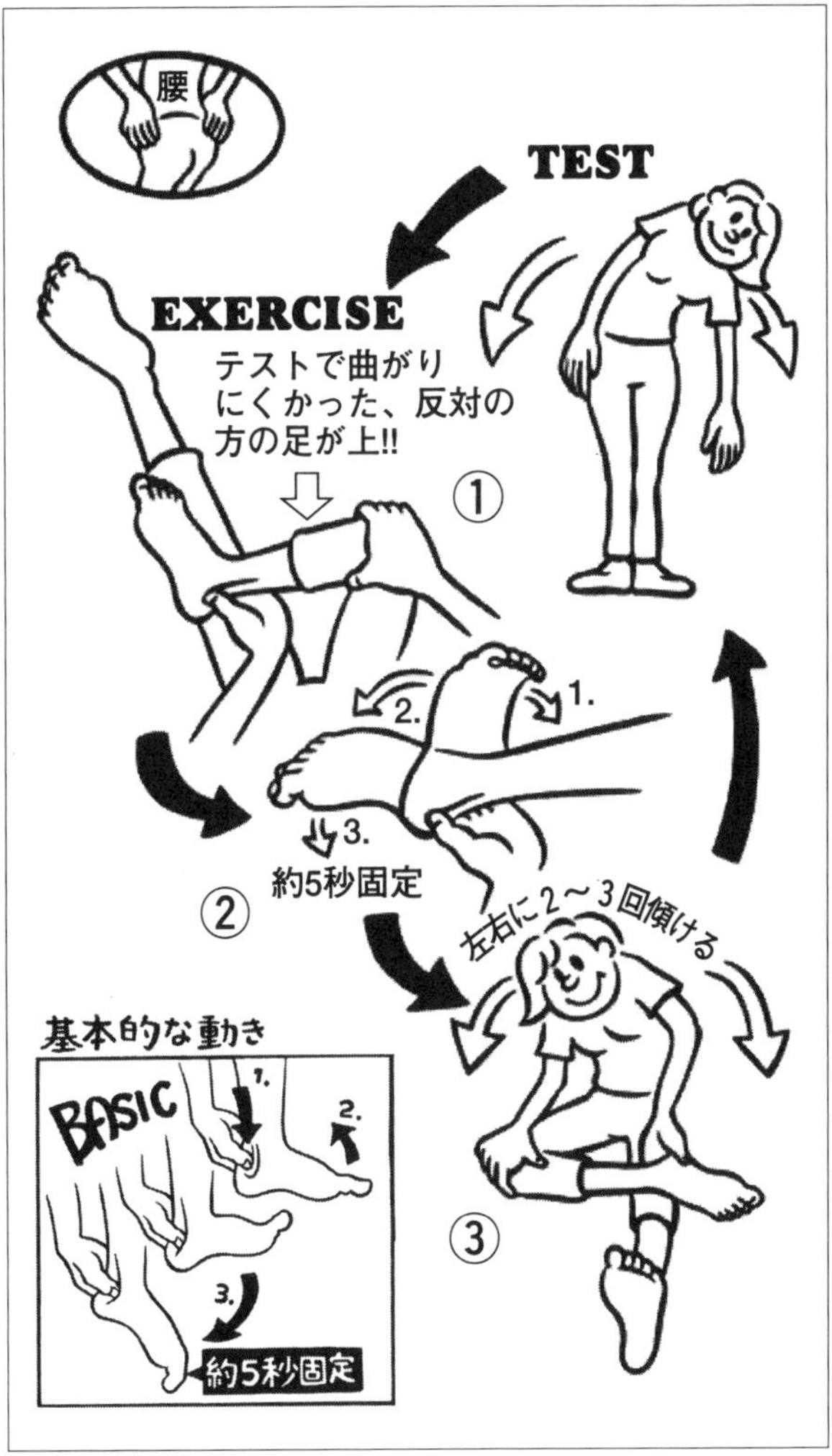
腰
TEST
EXERCISE
テストで曲がり
にくかった、反対の
方の足が上!!
①
1.
2.
3.
約5秒固定
②
左右に2〜3回傾ける
③
基本的な動き
BASIC
1.
2.
3.
約5秒固定

●エクササイズ後のアダムズポジション

エクササイズの後に、もう一度アダムズポジションをして、指先がどこまで届くか確かめます。

エクササイズ前よりも、指先が床の方に近づく、あるいは、スムーズに曲げることができるというような変化が実感できるでしょう。

●エクササイズ後の側屈テスト

エクササイズ後に95頁のＴＥＳＴのように、左右に側屈をします。

曲がりにくかった側の動きがスムーズになっていることを実感してください。

肩の痛み

長い間のからだのクセによって、背骨がゆがんでいる場合があります。背骨がゆがんでくると、左右の肩の高さが違ってきます。鏡の前に立って、左右の肩の高さを調べてみてください。

背骨のゆがみや筋肉のアンバランスによって、腕が上がらなくなったり、痛みの原因になる場合があります。

《エクササイズ前の痛みのＴＥＳＴ１》（99頁）

両手を背中に回し、握手をします。握手ができなかったら、無理をせず、どこまで届くかを確かめます。どちらがより届きにくいかを確認してください。

《エクササイズ前の痛みのＴＥＳＴ２》（99頁）

左右の腕を回し、痛みを感じる方を確かめてください。肩関節についている筋肉に問題があると、両手がうまく後ろに回らなかったり、片方に痛みが出たりします。

肩のエクササイズ

❶基本の動きをします。
両足を伸ばし、回すと痛かったり、背中に回したときに届きにくい腕の側の足を、伸ばした足の上に乗せます。

座った状態の場合も、同じように曲がりにくい方の足を曲げ、もう片方の足の上に乗せます。
❷曲げた足のくるぶしの内側を手の親指と中指、人差し指ではさんで下方に滑らせ、親指を押し込みます。そのまま、つま先を反らしてから、足先を曲げるように力を入れます。
❸親指を押し込んだまま、足先に力を入れた状態で、内回りと外回りに両腕を回してみます。
❹さらに、両肩を上げ下げします。

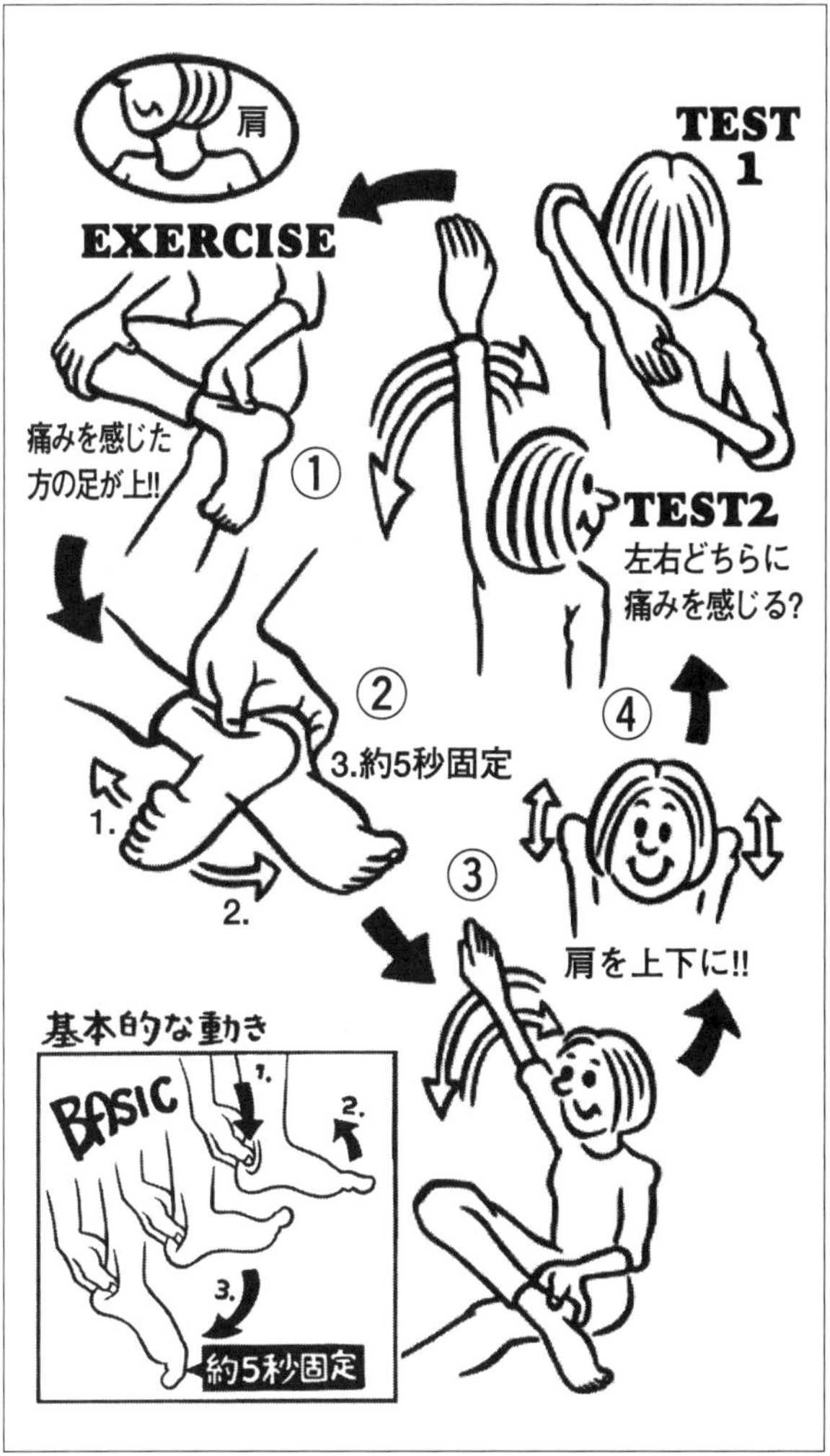
肩
EXERCISE
TEST
1
痛みを感じた
方の足が上!!
①
TEST2
左右どちらに
痛みを感じる?
②
④
3.約5秒固定
1.
2.
③
肩を上下に!!
基本的な動き
BASIC
1.
2.
3.
約5秒固定

●エクササイズ後のテスト

《エクササイズ後の痛みのＴＥＳＴ１》（99頁）

エクササイズをする前と、同じテストをします。両手を背中に回し、握手をするようにします。エクササイズ前より痛みが薄れ、動きがスムーズになっていることを確かめてください。

《エクササイズ後の痛みのＴＥＳＴ２》（99頁）

エクササイズをする前と同じように、腕を回してみてください。エクササイズ前より痛みが薄れ、動きがスムーズになっていることを確かめてください。

もし痛みや動きがあまり変わらないようなら、今度は反対側の足で同じようにエクササイズをします。

頭痛

頭痛にもさまざまな原因があります。重大な病気の前ぶれの場合もあり、いちがいには言えませんが、あまり長く続くようなら、専門医に相談なさることをお勧めします。

からだがゆがみ、そのことによって筋肉のバランスが崩れて、神経や血管が圧迫を受け頭痛をおこしている場合もあります。そのようなゆがみによる頭痛であれば、足首矯正法で、簡単に痛みが軽くなります。

足首矯正法は、椅子に座ったままでもできるので、仕事中や、勉強の合間のリフレッシュ法としても活用してみてください。

●エクササイズ前の痛みのテスト（103頁）

左右に首を回します。回しにくい、または痛みを感じる方の側を覚えていてください。

頭痛のエクササイズ

❶両足を伸ばし、回しにくい方の側の足を、伸ばした足の上に乗せます。
❷曲げた方の膝を片手で固定します。曲げた足のくるぶしの内側を手の親指と中指、人差し指ではさんで下方に滑らせ、親指を押し込みます。そのまま、つま先を反らし、次に足先を曲げるように力を入れます。親指を押し込んだまま、足先に力を入れ、この状態を5秒間続けます。
❸そのままの状態で、左回り、右回りにゆっくり首を回します。

●エクササイズ後のテスト

エクササイズ前と同じように、首を左右に回してみます。痛みが軽くなったり、首の動きがスムーズになっているのを実感できるでしょう。もし、あまり変わらない場合は、反対側の足で、頭痛のエクササイズをもう一度試してみてください。

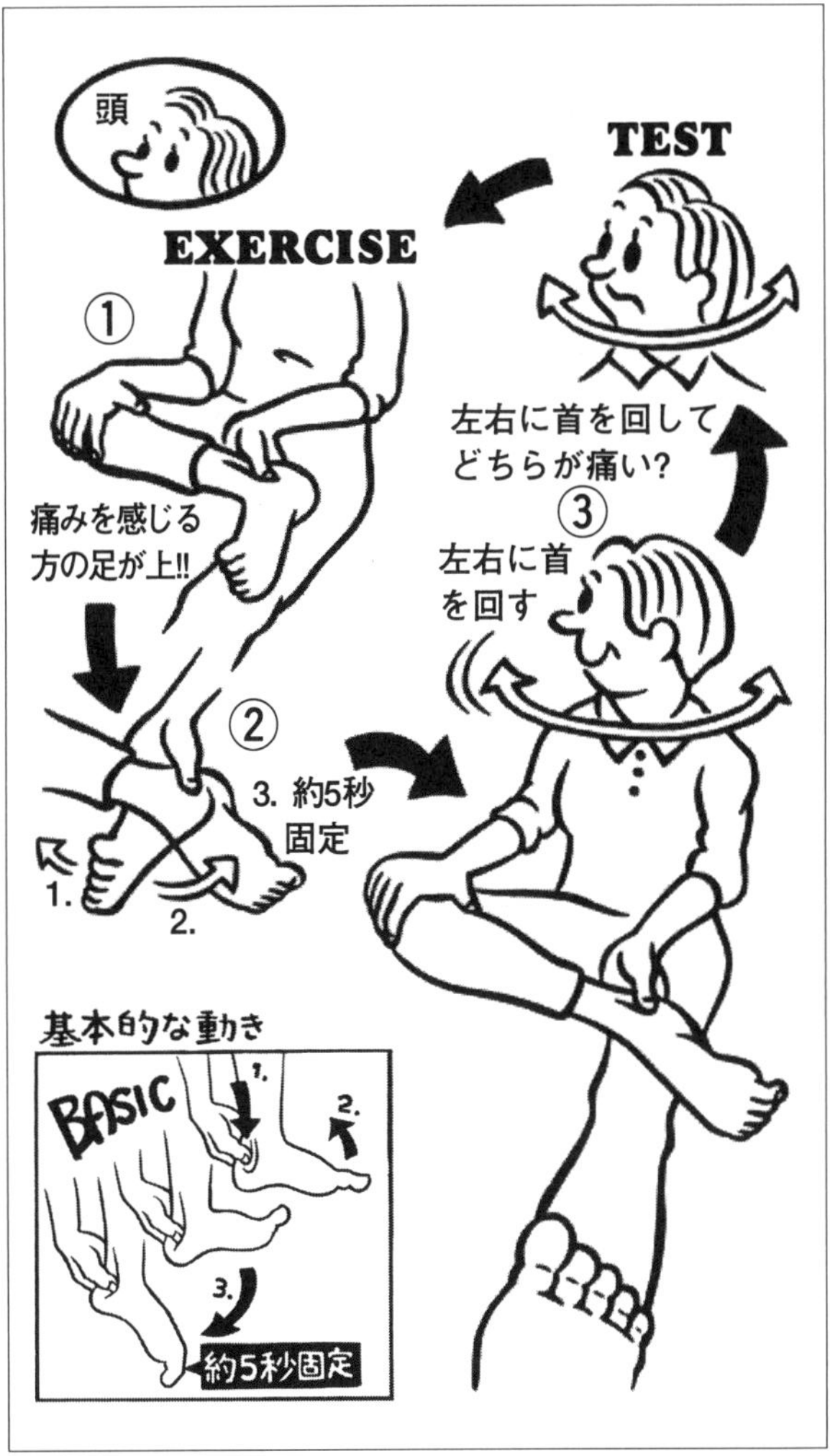
頭
TEST
EXERCISE
①
左右に首を回して
どちらが痛い?
③
痛みを感じる
方の足が上!!
左右に首
を回す
②
3. 約5秒
固定
1.
2.
基本的な動き
BASIC
1.
2.
3.
約5秒固定

あごの痛み

外反足などで足がゆがむと、その影響でからだがゆがみ、首の筋肉や骨にズレがおきます。その影響で、片方のあごの関節がズレてしまい、口を開閉するときに痛みを感じます。歯並びの問題などもありますから、あまりひどく痛む場合は、専門医に相談することをお勧めします。

《エクササイズ前の痛みのＴＥＳＴ１》（106頁）

口を開けたときに、左右どちらの顎関節に痛みがあるかを調べます。このときに、どれくらい口が開くか、揃えた指をタテにして、口の中に入れてみます。

異常があると、指が2本くらいしか入りません。

《エクササイズ前の痛みのＴＥＳＴ２》（106頁）

水平に口を動かしたとき、左右どちらに抵抗があるかを調べます。

あごのエクササイズ（106頁）

❶基本の動きをします。両足を伸ばし、痛みのある側の足を、伸ばした足の上に乗せます。椅子に座った状態の場合も、同様に痛みを感じる側の足を、もう片方の足の上に乗せます。もし左側が痛かったり、開けるときに抵抗があるようなら、左足を右足の上に乗せます。

❷曲げた方の膝を片手で固定します。曲げた足のくるぶしの内側を手の親指と中指、人差し指ではさんで下方に滑らせ、親指を押し込みます。そのまま、つま先を反らし、次に足先を曲げるように力を入れます。親指を押し込んだまま、足先に力を入れ、この状態を5秒間続けます。

❸そのままの状態で約5秒間、口を開けたままにします。

❹もういちど基本の動きをし、抵抗のある方に口を動かし、約5秒間そのままにします。

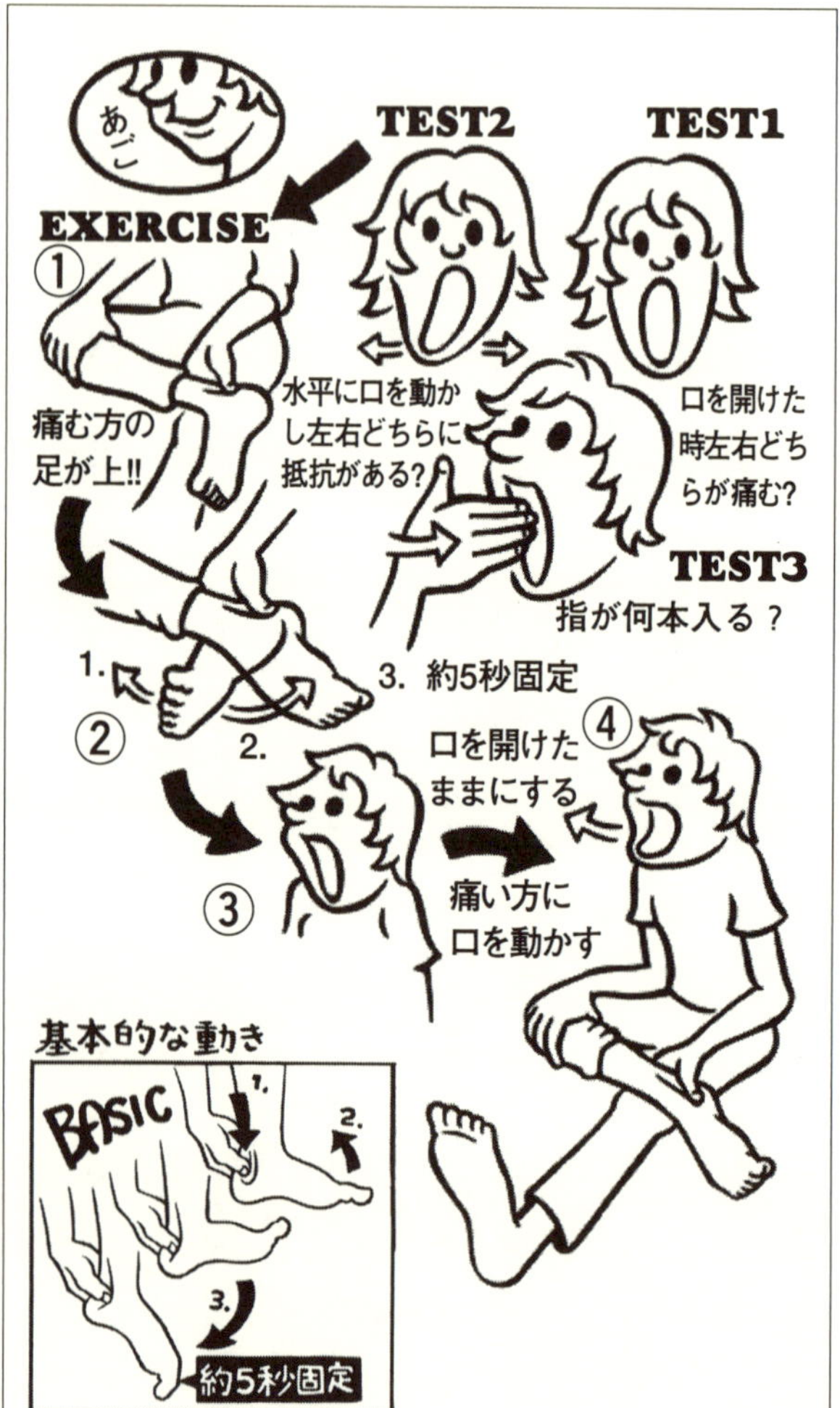
あご
TEST2
TEST1
EXERCISE
①
痛む方の
足が上!!
水平に口を動か
し左右どちらに
抵抗がある?
口を開けた
時左右どち
らが痛む?
TEST3
指が何本入る？
1.
3. 約5秒固定
②
2.
④
口を開けた
ままにする
③
痛い方に
口を動かす
基本的な動き
BASIC
1.
2.
3.
約5秒固定

●エクササイズ後の痛みのテスト

《エクササイズ後の痛みのTEST3》（106頁）

エクササイズ前に行った痛みのTEST1と同じ動きをします。口を開け、揃えた指をタテにして、口の中に入れてみます。正常に近くなっていると、3～4本の指が入るはずです。

《エクササイズ後の痛みのTEST4》（106頁）

エクササイズ前に行った痛みのTEST2と同じ動きをします。

左右水平方向に、口を動かします。抵抗が少なくなっていることを実感してみてください。

肩こり

足のゆがみは、カラダ全体の筋肉や骨に影響を与えます。足がゆがむと、骨盤がゆがみ、その上に乗っている背骨もゆがんでしまいます。ゆがみ方にもいろいろありますが、左右どちらかに傾いてしまうと、肩の高さに違いが出てきます。すると、肩についている筋肉はバランスをとろうとして、左右で長さや太さが変わってきてしまうのです。肩から首にかけての筋肉（上部僧帽筋）や、胸から首の横についている筋肉（胸鎖乳突筋）のバランスが崩れ、血のめぐりが悪くなり、肩こりがおきたりするのです。

肩こりの原因には、そのほかに、目の疲れや視力の低下、度の合わないメガネなど目に関することや、歯のかみ合わせが影響している場合もあります。ひどい慢性の肩こりの場合は、目や歯の専門家にも相談することをお勧めします。

《エクササイズ前のテスト》（109頁）

肩のどこの部分が張っているかを、指で押して確かめます。

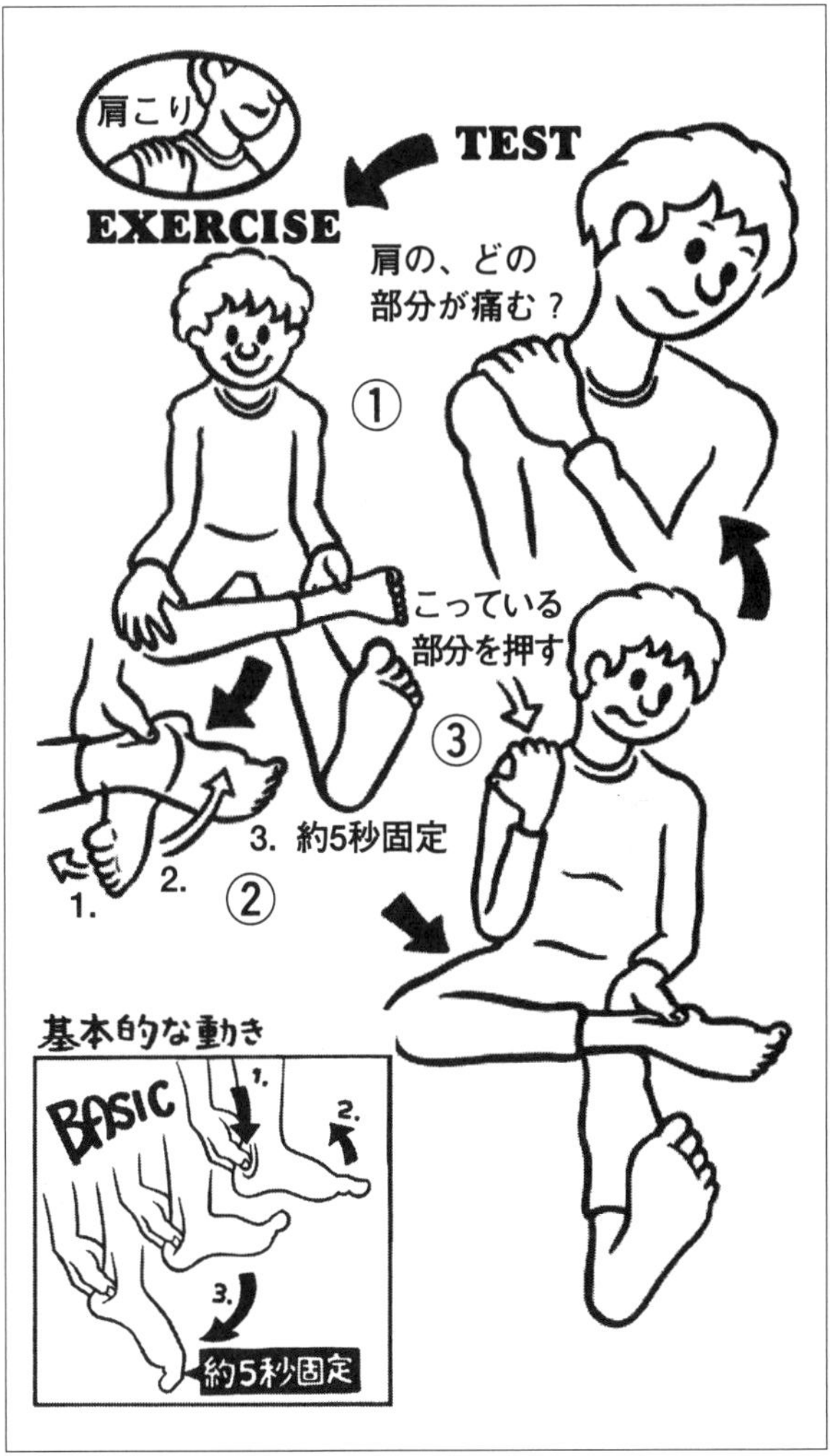
肩こり
TEST
EXERCISE
肩の、どの
部分が痛む？
①
こっている
部分を押す
③
3. 約5秒固定
2.
1.
②
基本的な動き
BASIC
1.
2.
3.
約5秒固定

肩こりのエクササイズ（109頁）

❶基本の動きをします。両足を伸ばし、張っている側の足を、伸ばした足の上に乗せます。椅子に座った状態の場合も、同様に張りを感じる側の足を、もう片方の足の上に乗せます。もし左肩により張りを感じるようなら、左足を右足の上に乗せます。

❷曲げた足のくるぶしの内側を手の親指と中指、人差し指ではさんで下方に滑らせ、親指を押し込みます。そのまま、つま先を反らし、次に足先を曲げるように力を入れます。親指を押し込んだまま、足先に力を入れ、この状態を5秒間続けます。

❸その状態で、肩の張っている場所を約5秒間押します。

●エクササイズ後のこりのテスト

エクササイズ前にこっていた場所を押さえて、張りが軽くなっていることを確かめてください。もし反対側が張っているようだったら、足をかえて基本の動きをします。

目の疲れ

デスクワークや、勉強などで目の疲れを感じることは多くなっています。特にパソコンを長時間使う方は目の疲れが激しく、視力の低下やドライアイなどの原因にもなっています。

足首矯正法を一日に3度くらい行うことによって、ゆがみを矯正し、関節を正しい位置に戻せます。そして、筋肉へ刺激を与えることで、血行もよくなります。椅子に座った状態でもできますから、リフレッシュ法の一つとして、試してみてください。

《エクササイズ前の痛みのＴＥＳＴ１》（113頁）

左右のこめかみを押して、どちらが痛いかを調べます。

《エクササイズ前の痛みのＴＥＳＴ２》（113頁）

左右の眉毛の付け根（鼻に近い方）の下を押して、どちらが痛いかを調べます。より痛い方の側を覚えていてください。

目の疲れのエクササイズ

❶基本の動きをします。両足を伸ばし、痛い方の側の足を、伸ばした足の上に乗せます。椅子に座った状態の場合も、同様に痛みを感じる側の足を、もう片方の足の上に乗せます。もし左のこめかみにより痛みを感じるようなら、左足を右足の上に乗せます。

❷曲げた足のくるぶしの内側を手の親指と中指、人差し指ではさんで下方に滑らせ、親指を押し込みます。そのまま、つま先を反らし、次に足先を曲げるように力を入れます。親指を押し込んだまま、足先に力を入れ、この状態を5秒間続けます。

❸約5秒間そのまま保持し、同時に反対側の手で、エクササイズ前のテストで痛かったこめかみを押します。

❹もう一度基本の動きをし、5秒間親指を押し込んだまま足先に力を入れ、エクササイズ前のテストで痛かった眉毛の付け根（鼻に近い方）の下を押します。あまり強く押しすぎないように気をつけてください。

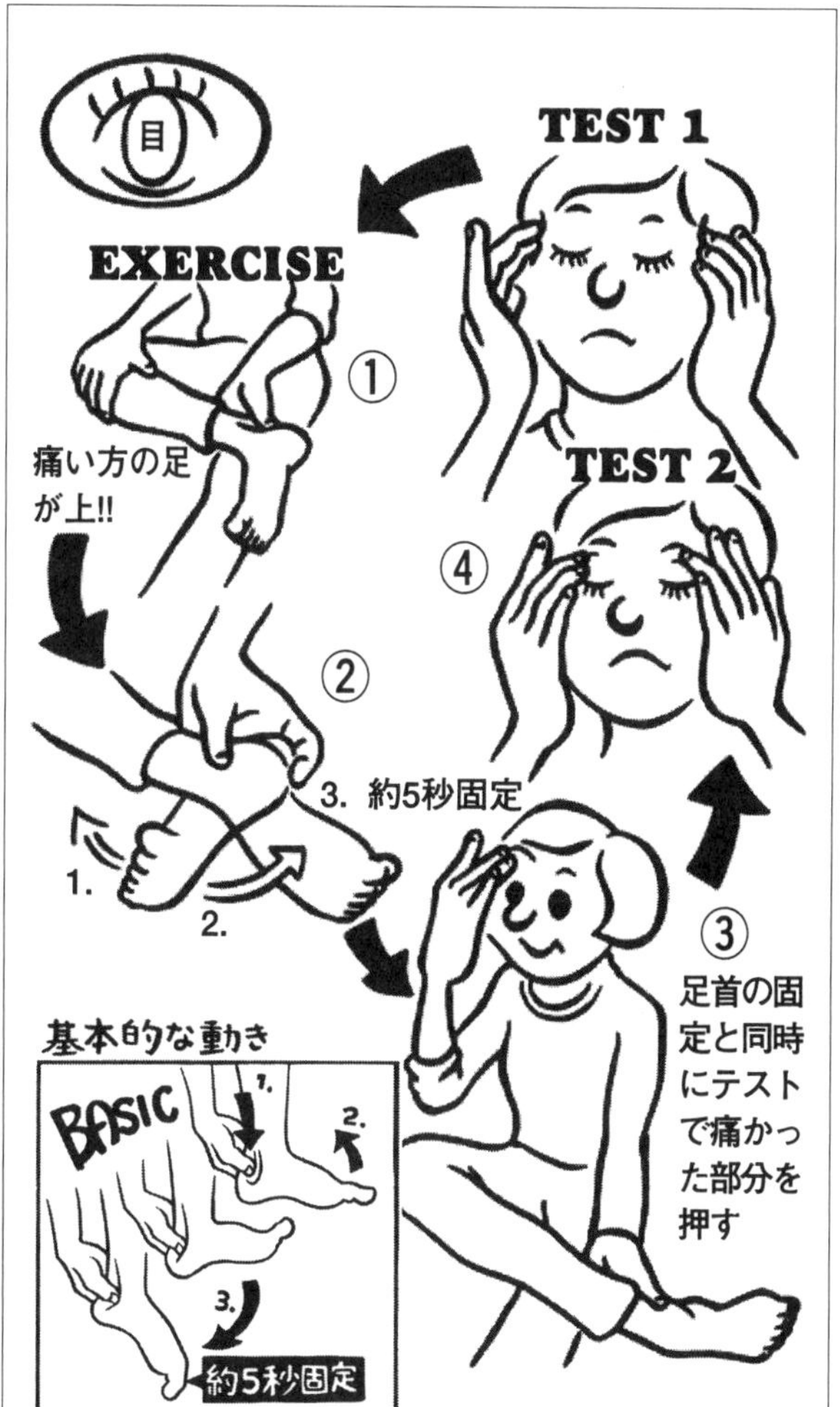
目
TEST 1
EXERCISE
①
痛い方の足
が上!!
TEST 2
④
②
3. 約5秒固定
1.
2.
③
足首の固
定と同時
にテスト
で痛かっ
た部分を
押す
基本的な動き
BASIC
1.
2.
3.
約5秒固定

●エクササイズ後の痛みのテスト

《エクササイズ後の痛みのTEST1》（113頁）

痛かった方のこめかみを指で押して、痛みが軽くなっていることを実感してください。

《エクササイズ後の痛みのTEST2》（113頁）

痛かった方の眉毛の付け根の下を指で押して、痛みが軽くなっていることを実感してください。

もし、痛みがあまり変わらないようだったら、今度は、反対側の足で基本の動きをし、同様に反対側のこめかみと眉毛の付け根の下を押してみてください。

目のまわりは特にデリケートな場所なので、指であまり強く押さないように気をつけてください。こめかみも同様に、あまり強く押しすぎないようにします。

胃腸の不調

胃腸の不調は、胸椎のゆがみから出てきていることが多いのです。足首がゆがむと、その上の腰骨がゆがんできます。さらにその上にある背骨がゆがみ、その影響で胸椎もゆがんできてしまいます。そのため、内臓の位置も微妙にずれて、動きが悪くなってしまうと考えることができます。

また足首の骨は、アーチを作ることで、クッションと血液循環のためのポンプの役割をしています。足首がゆがむとアーチが崩れ、ポンプの機能が低下してしまいます。そのために、血液循環が悪くなり、内臓の機能も低下してしまうのです。

●エクササイズ前の痛みのテスト（117頁）

胸の中央にある剣状突起《けんじょうとっき》の下5センチくらいの部分を押して、左右、どちらがより痛いかを確かめます。女性の場合は、アンダーバストのラインから下に5センチくらいの位置になります。

胃腸のエクササイズ

❶基本の動きをします。両足を伸ばし、左右で痛みを感じる側の足を、伸ばした足の上に乗せます。椅子に座った状態の場合も、同様に痛みを感じる側の足を、もう片方の足の上に乗せます。もし左側により痛みを感じるようなら、左足を右足の上に乗せます。

❷曲げた足のくるぶしの内側を手の親指と中指、人差し指ではさんで下方に滑らせ、親指を押し込みます。そのまま、つま先を反らし、次に足先を曲げるように力を入れます。親指を押し込んだまま、足先に力を入れ、そのままの状態で剣状突起の下5センチくらいの部分で、痛みを感じる場所を約5秒間押します。もし、痛みが減らないようなら、逆の足で同じように基本の動きをし、同様に反対側の剣状突起の下を押します。

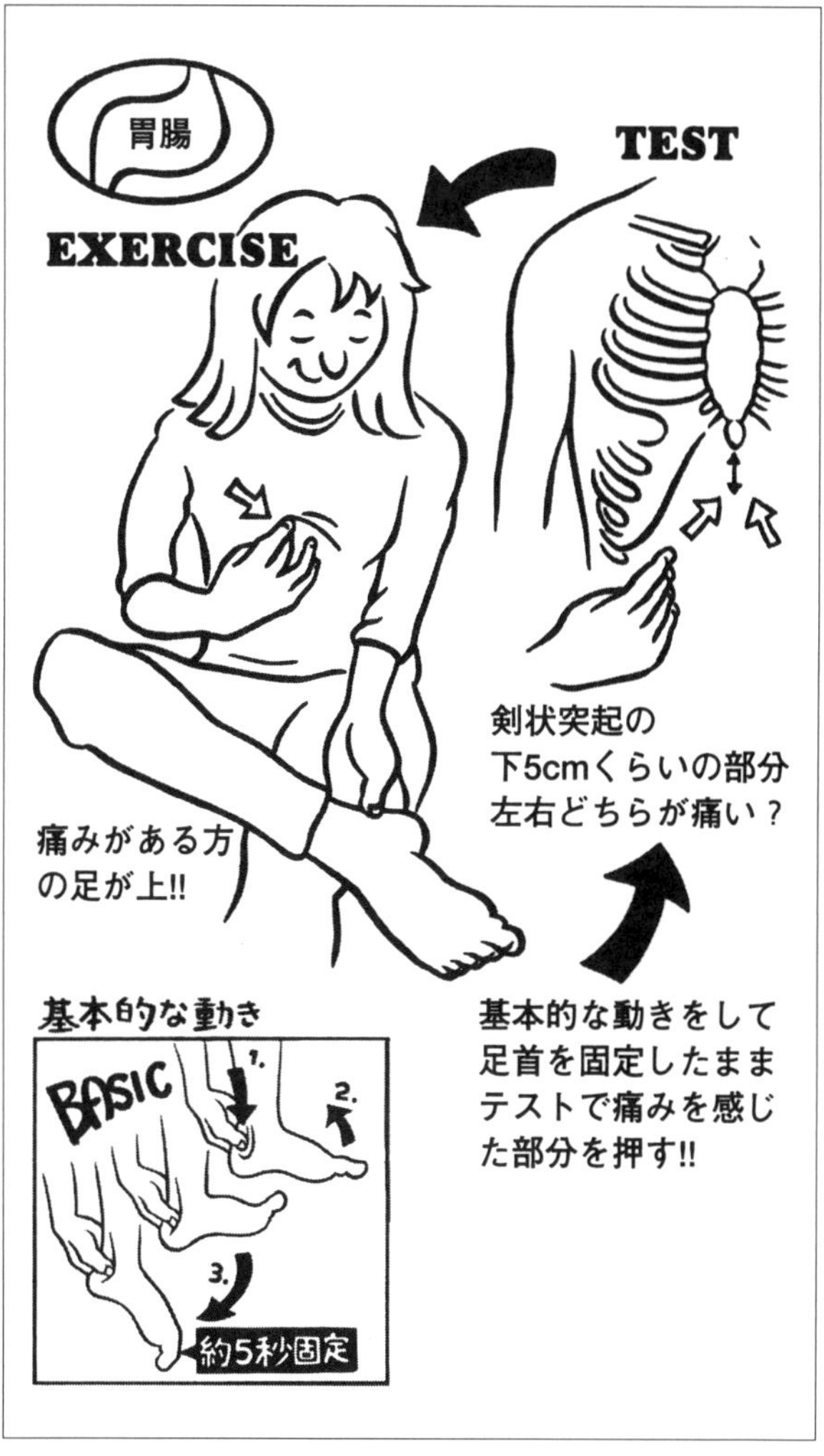
胃腸
TEST
EXERCISE
剣状突起の
下5cmくらいの部分
左右どちらが痛い？
痛みがある方
の足が上!!
基本的な動き
BASIC
1.
2.
3.
約5秒固定
基本的な動きをして
足首を固定したまま
テストで痛みを感じ
た部分を押す!!

●エクササイズ後のテスト

《エクササイズ後の痛みのTEST》（117頁）

エクササイズ前に押して痛みのあった部分を押して、痛みが軽くなっていることを実感してください。

あまり強く押す必要はないので、力をコントロールしてください。

アレルギー

からだのゆがみとアレルギー反応の関係もよくわかっていないのですが、からだがゆがむと全身の血のめぐりや老廃物を運ぶリンパ系の働きも弱ってしまいます。その影響で、免疫系のバランスも崩れるのではないかと考えることができます。しかし、まだ、よくわからないことが多く、断定することはできません。

ただ、私の経験では、このエクササイズをすると、アレルギーのさまざまな症状が一時的に改善されるのです。そのメカニズムはわかっていなくても、花粉症などの症状が楽になるならば、試してみる価値はあると思います。

●エクササイズ前の痛みのテスト（121頁）

鎖骨から数えて7番目の肋間を人差し指で押します。女性の場合は、乳房の下あたりです。左右を押してどちらが痛いかを調べてください。

アレルギーのエクササイズ

❶基本の動きをします。両足を伸ばし、痛みを感じる側の足を、伸ばした足の上に乗せます。椅子に座った状態の場合も、同様に張りを感じる側の足を、もう片方の足の上に乗せます。もし左側に痛みを感じるようなら、左足を右足の上に乗せます。

❷曲げた足のくるぶしの内側を手の親指と中指、人差し指ではさんで下方に滑らせ、そのまま、つま先を反らし、次に足先を曲げるように力を入れます。親指を押し込んだまま、足先に力を入れ、その状態で、反対側の手で痛みを感じる場所を約5秒間押します。痛みが軽くならないようなら、痛む部分を押しながら、曲げる方の足を反対にかえ、基本の動きをします。

●エクササイズ後の痛みのテスト

エクササイズ前に痛みを感じた部分を押して、痛みが軽くなっていることを実感して下さい。

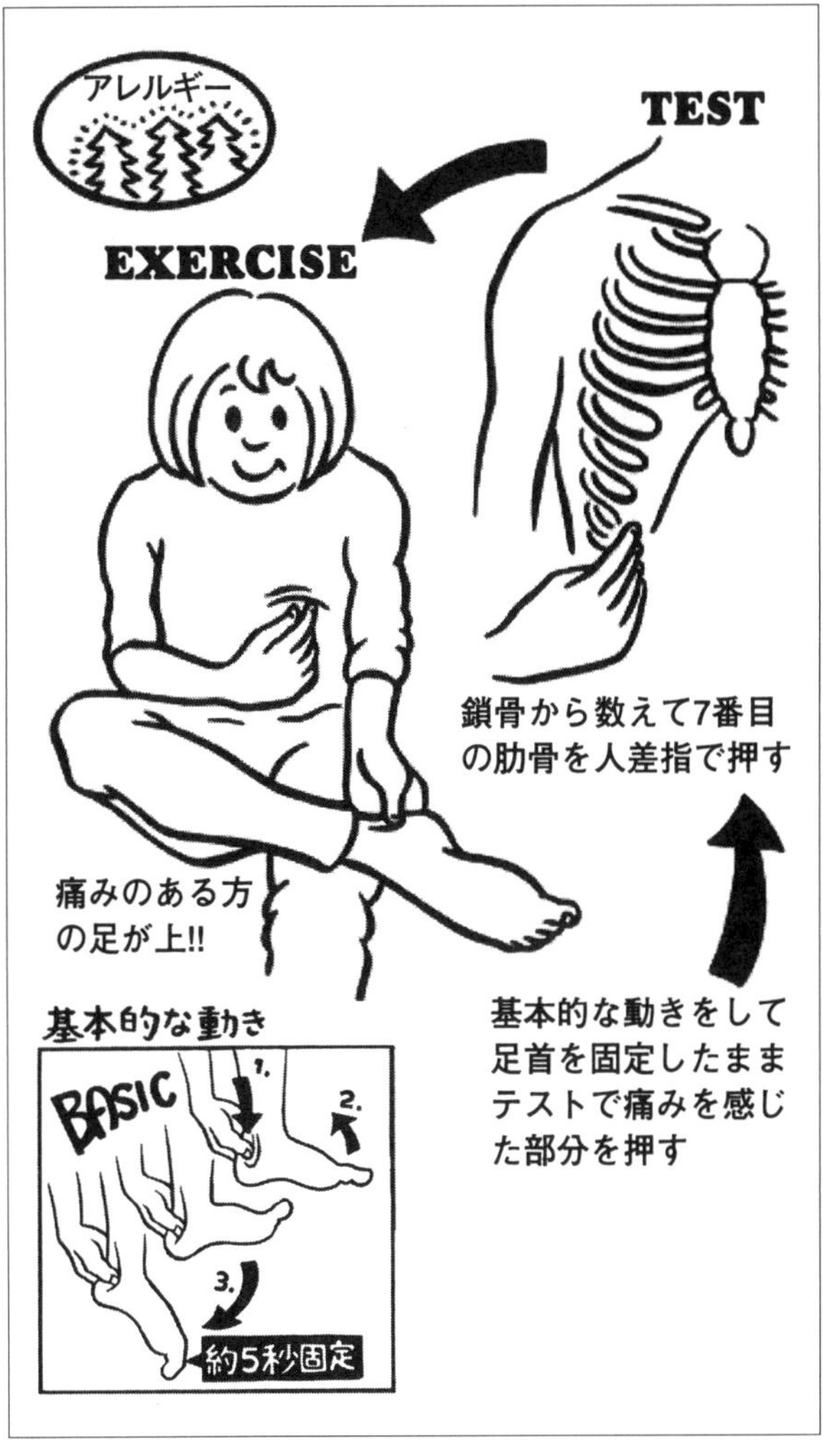
アレルギー
TEST
EXERCISE
鎖骨から数えて7番目
の肋骨を人差指で押す
痛みのある方
の足が上!!
基本的な動きをして
足首を固定したまま
テストで痛みを感じ
た部分を押す
基本的な動き
BASIC
1.
2.
3.
約5秒固定

耳鳴りとめまい

耳鳴りは、側頭骨が外側に開いていることによっておこる場合もあります。そちら側の耳は、いくらか張り出て下がっていることが多いのです。また、めまいも、このような側頭骨のゆがみによっておこる場合もあります。

足首のゆがみは、全身の骨格に影響を与えます。頭の骨も例外ではありません。頭の骨は、いくつかのパーツにわかれ、ジグソーパズルのように組み合わさっています。それらのほんの少しのズレが、血管や神経を圧迫して、全身にも影響を与えると考えられます。

●エクササイズ前の痛みのテスト

耳たぶの真後ろの部分を指で軽く押してみます。耳鳴りのする方は、反対側より指が入りづらくなっているはずです。左右で試して、痛みを確認しておきます。

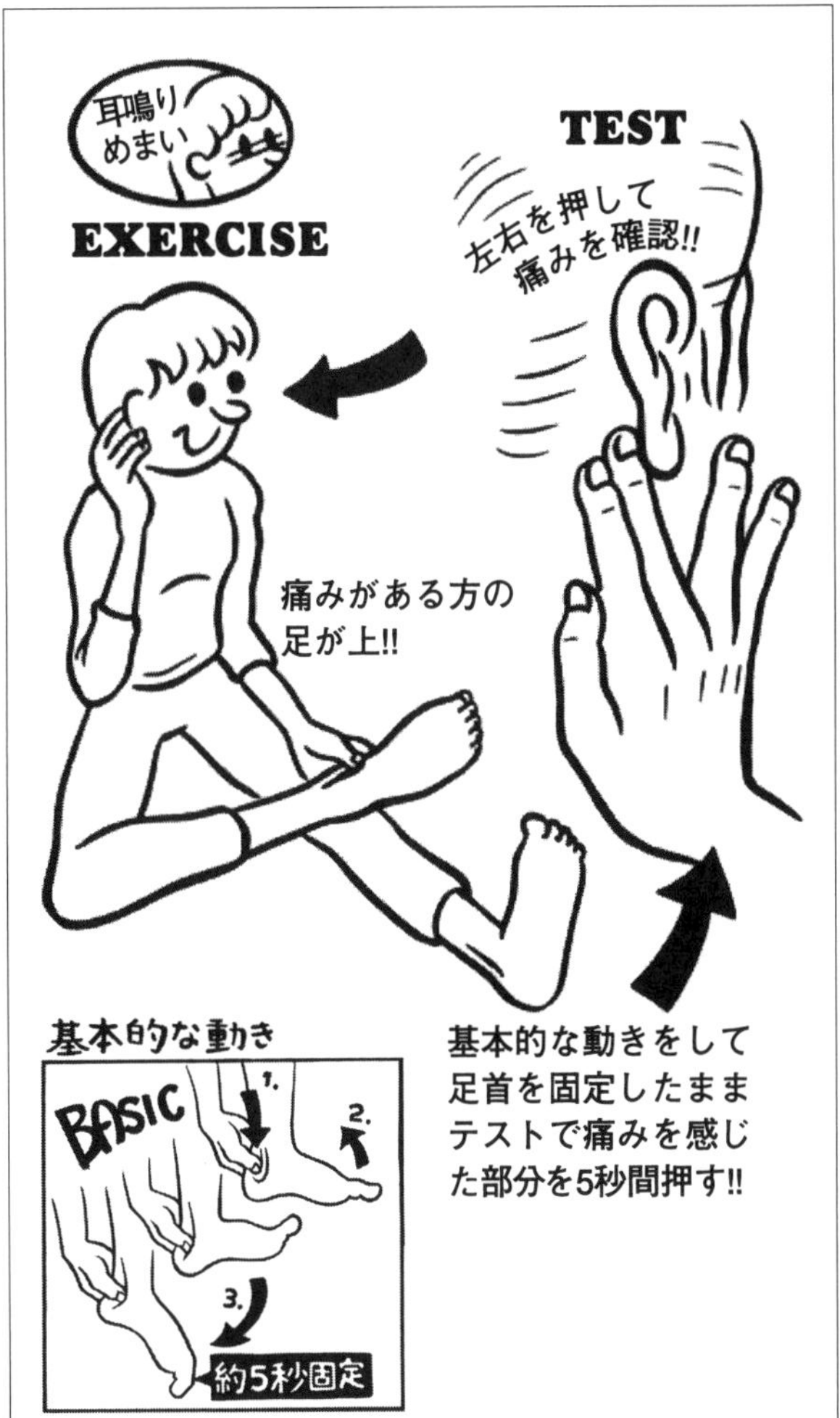
耳鳴り
めまい
EXERCISE
TEST
左右を押して
痛みを確認!!
痛みがある方の
足が上!!
基本的な動き
BASIC
1.
2.
3.
約5秒固定
基本的な動きをして
足首を固定したまま
テストで痛みを感じ
た部分を5秒間押す!!

耳鳴りとめまいのエクササイズ（123頁）

❶基本の動きをします。両足を伸ばし、痛む側の足を、伸ばした足の上に乗せます。椅子に座った状態の場合も、同様に張りを感じる側の足を、もう片方の足の上に乗せます。もし左側により痛みを感じるようなら、左足を右足の上に乗せます。

❷曲げた足のくるぶしの内側を手の親指と中指、人差し指ではさんで下方に滑らせ、親指を押し込みます。そのまま、つま先を反らし、次に足先を曲げるように力を入れます。親指を押し込んだまま、足先に力を入れ、その状態で、痛む部分を反対側の指で約5秒間押します。痛みが軽くなってくるはずです。ただし、あまり強く押しすぎないようにしてください。

●エクササイズ後の痛みのテスト（123頁）

耳たぶの真後ろを押し、痛みが軽くなっていることを実感してください。

猫背

背骨のゆがみは、頭を支える首の骨もゆがむため、ひどくなると目の神経にまで影響を与えることになります。また、胸の骨も影響を受け、喘息などの病気とも関わっているといわれています。足首矯正を一日3回程度続けていると、全身の筋肉に刺激が伝わり、筋肉のバランスもよくなります。あごをひいて、胸を張ってください。

猫背のエクササイズ（126頁）

❶基本の動きをします。両足を伸ばし、片方を伸ばした足の上に乗せます。椅子に座った状態の場合も同様に、もう片方の足の上に乗せ、片手で固定します。
❷曲げた足のくるぶしの内側を手の親指と中指、人差し指ではさんで下方に滑らせ、親指を押し込みます。そのまま、つま先を反らし、次に足先を曲げるように力を入れます。親指を押し込んだまま、足先に力を入れ、この状態を5秒間続けます。

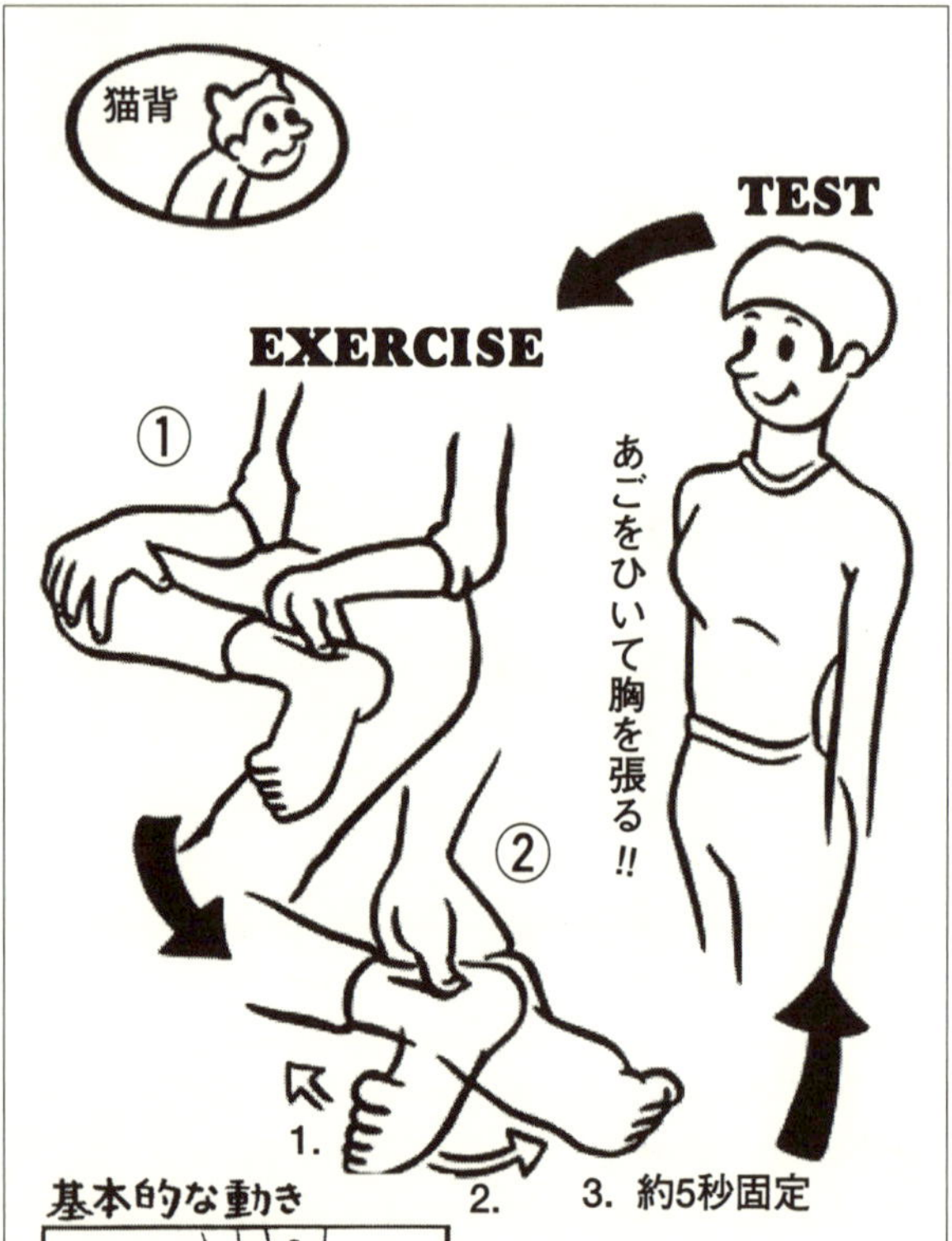
猫背
TEST
EXERCISE
①
あごをひいて胸を張る!!
②
1.
2.
3. 約5秒固定
基本的な動き
BASIC
1.
2.
3.
約5秒固定
※逆の足も
同じようにする

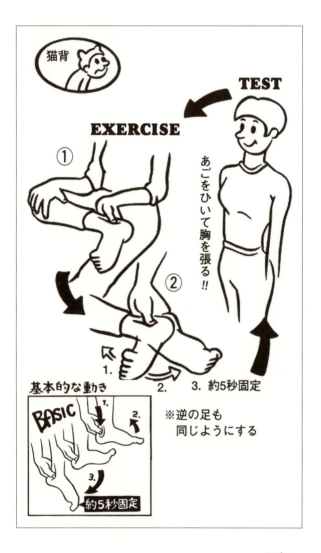

生理痛

●エクササイズ前の痛みのテスト（128頁）

両足を伸ばし、恥骨の少し上の左右を押し、どちらが痛いかを確かめます。両方同じくらい痛いようなら、両方の足のエクササイズをします。

生理痛のエクササイズ（128頁）

❶基本の動きをします。両足を伸ばし、痛みを感じる側の足を、伸ばした足の上に乗せます。椅子に座った状態の場合も、同様にします。

❷曲げた足のくるぶしの内側を手の親指と中指、人差し指ではさんで下方に滑らせ、親指を押し込みます。そのまま、つま先を反らし、足先を曲げるように力を入れます。

❸痛む部分を反対側の指で押しながら、そのままの状態を約5秒間保持します。

●エクササイズ後の痛みのテスト（128頁）

痛みを感じた部分を押してみます。左右の痛みの差が少なくなっているはずです。

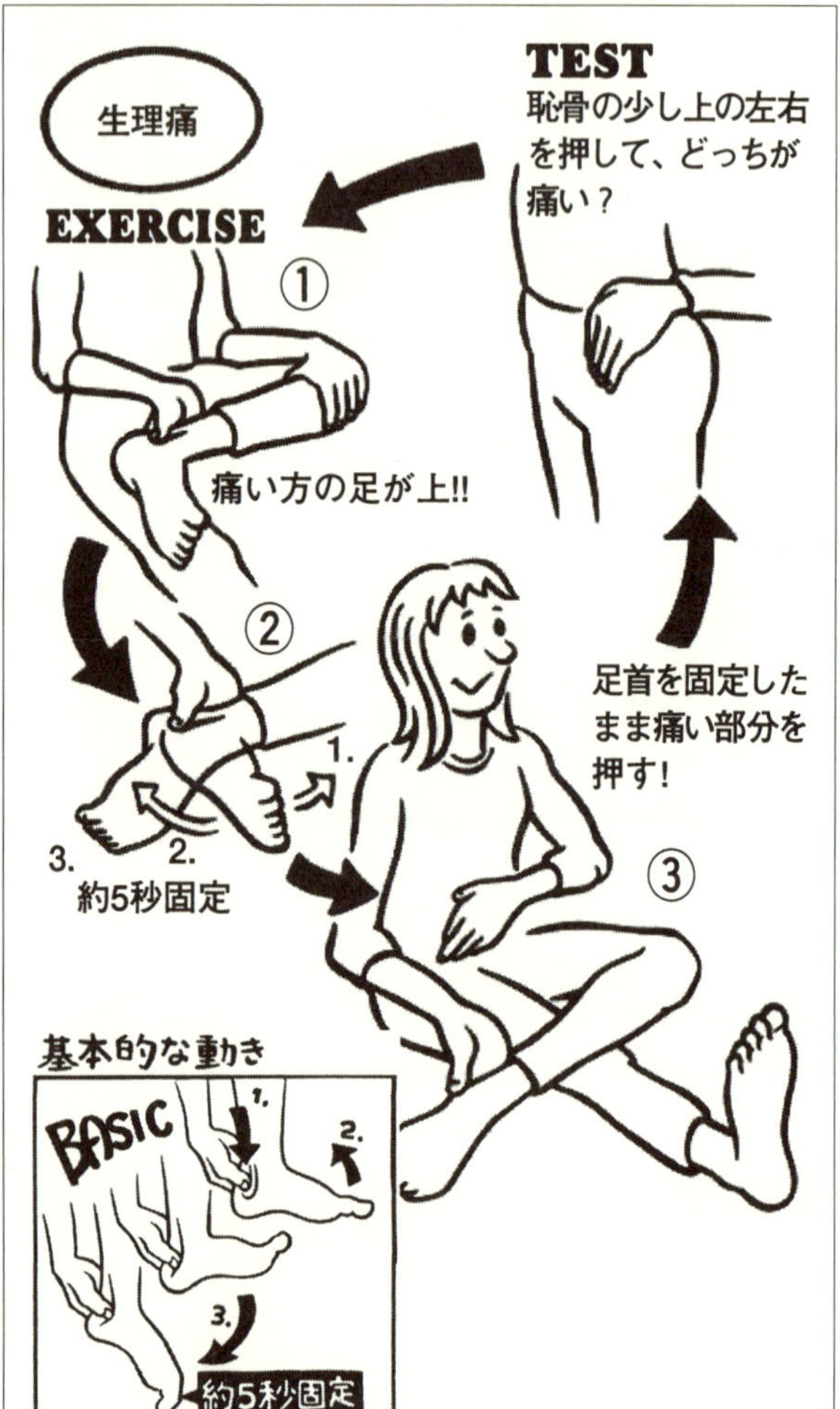
生理痛
TEST
恥骨の少し上の左右を押して、どっちが痛い？
EXERCISE
①
痛い方の足が上!!
②
1.
2.
3.
約5秒固定
足首を固定したまま痛い部分を押す！
③
基本的な動き
BASIC
1.
2.
3.
約5秒固定

冷え症

冷え性は多くの女性が抱えるトラブルの一つです。全身の血のめぐりが悪くなってしまい、末端まで血液が行きわたらないため、足先などが冷たくなってしまうのです。冷え症は、自律神経がうまく働かなくなって、血管の収縮がうまくコントロールできなくなった結果ともいえます。

足首のゆがみは、全身に影響を与えるので、冷え症も例外ではありません。

足先の冷え

●エクササイズ前のテスト（131頁）

足先が冷たい場合、もっとも関係が深いのは、ふくらはぎの筋肉です。左右の足先に触って、どちらが冷たいか確認します。

足先の冷えのエクササイズ

このエクササイズは、ふくらはぎの下の方から、膝の方に向かって順に5箇所をつまみながら行います。かかとを押し足の指先を反らすことを、5回。

❶両足を伸ばし、冷たいと感じる方の足を、伸ばしたもう片方の足の上に乗せます。曲げた方のふくらはぎの下の部分を、同じ側の手でつまみます。足先を伸ばし、くるぶしの内側を反対側の親指と中指、人差し指ではさんで下方に滑らせ、足先を反らしてから足先を曲げるようにして力を入れ、そのままの状態を約5秒間続けます。

❷ふくらはぎをつまむ位置を上の方に変え、基本の動きをします。ふくらはぎの位置は、図を参考にしてください。もし、両足の先が冷たいなら、反対側の足でも同じエクササイズをします。

●エクササイズ後のテスト

このエクササイズの後は、とどこおっていた静脈の血液ポンプの働きが活発になります。触ってみて、足先が暖かくなることを実感してください。

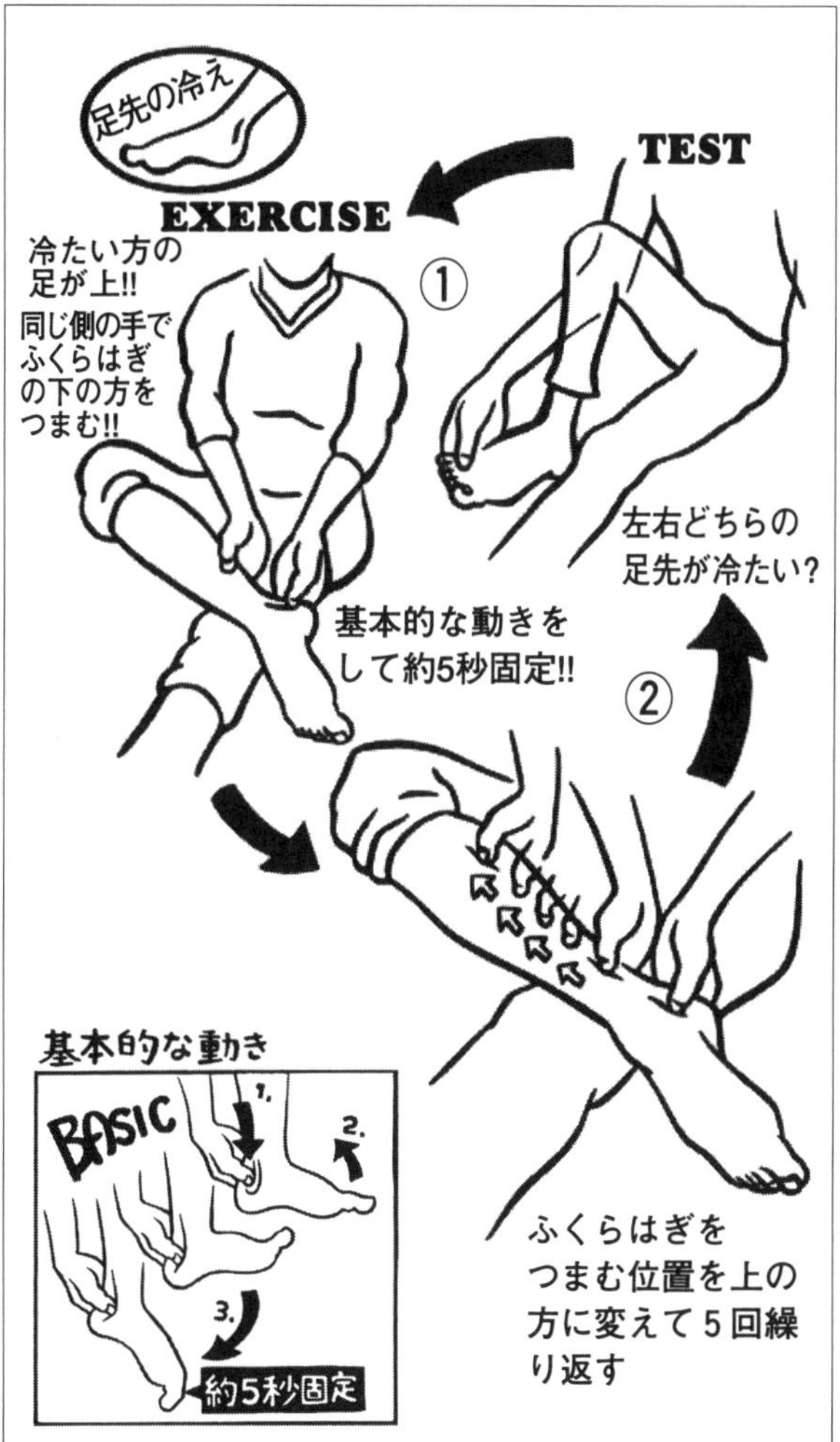
足先の冷え
TEST
EXERCISE
冷たい方の
足が上!!
同じ側の手で
ふくらはぎ
の下の方を
つまむ!!
①
左右どちらの
足先が冷たい?
基本的な動きを
して約5秒固定!!
②
基本的な動き
BASIC
1.
2.
3.
約5秒固定
ふくらはぎを
つまむ位置を上の
方に変えて5回繰
り返す

指先の冷え

●エクササイズ前のテスト

夏でも指先だけが冷たい、という女性がいます。これは手首や肘のリンパ液が滞っていることによっておこります。左右どちらの手の指先が冷たいか確認します。

指先の冷えのエクササイズ

❶両足を伸ばし、冷たいと感じる手と同じ側の足を、片方の足の上に乗せる。

❷曲げた方の足先を伸ばし、くるぶしの内側を反対側の親指と中指、人差し指ではさんで下方に滑らせ、指で押さえたまま、足先を反らしてから、足先を曲げるように力を入れます。そのままの状態で、肘から先を5回くらい曲げ伸ばしします。両方が冷たいなら、もう片側の足と手で、同じエクササイズをします。

●エクササイズ後のテスト

リンパ液の流れがよくなることによって、指先が暖かくなることを実感してください。

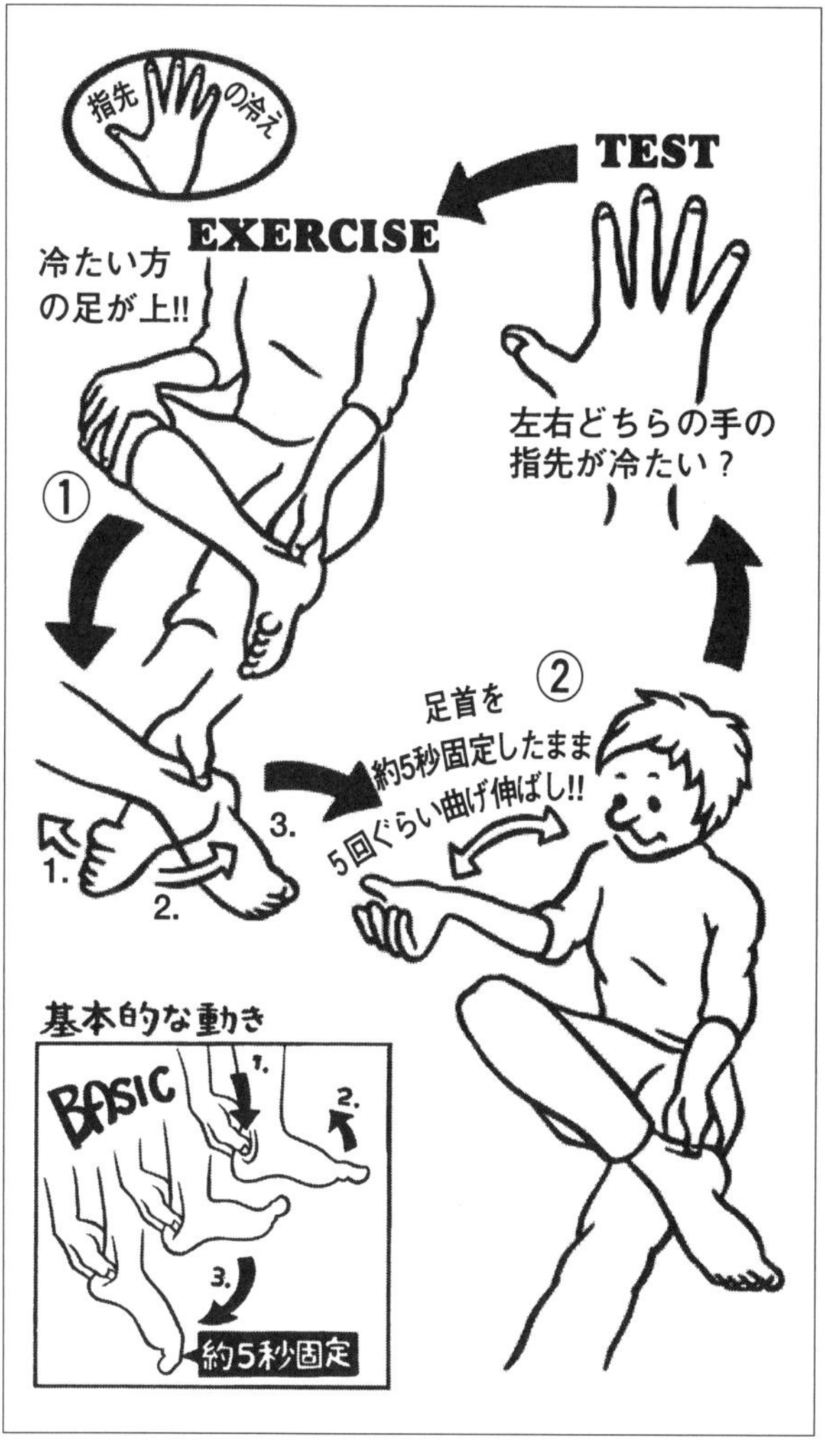
指先の冷え
TEST
EXERCISE
冷たい方
の足が上!!
左右どちらの手の
指先が冷たい？
①
1.
2.
3.
②
足首を
約5秒固定したまま
5回ぐらい曲げ伸ばし!!
基本的な動き
BASIC
1.
2.
3.
約5秒固定

便秘

便秘も女性に多い悩みの一つです。

からだのゆがみによって、内臓の働きが低下しても、便秘という症状がおきることがあります。

●エクササイズ前のテスト

下腹部の左右で、どちらが張っているか確かめます。便秘は女性に多い悩みですが、左側の下腹部が張っていることが多いのです。

便秘のエクササイズ

❶両足を伸ばし、左側の足を曲げ、伸ばした右足の上に乗せます。椅子に座っておこ

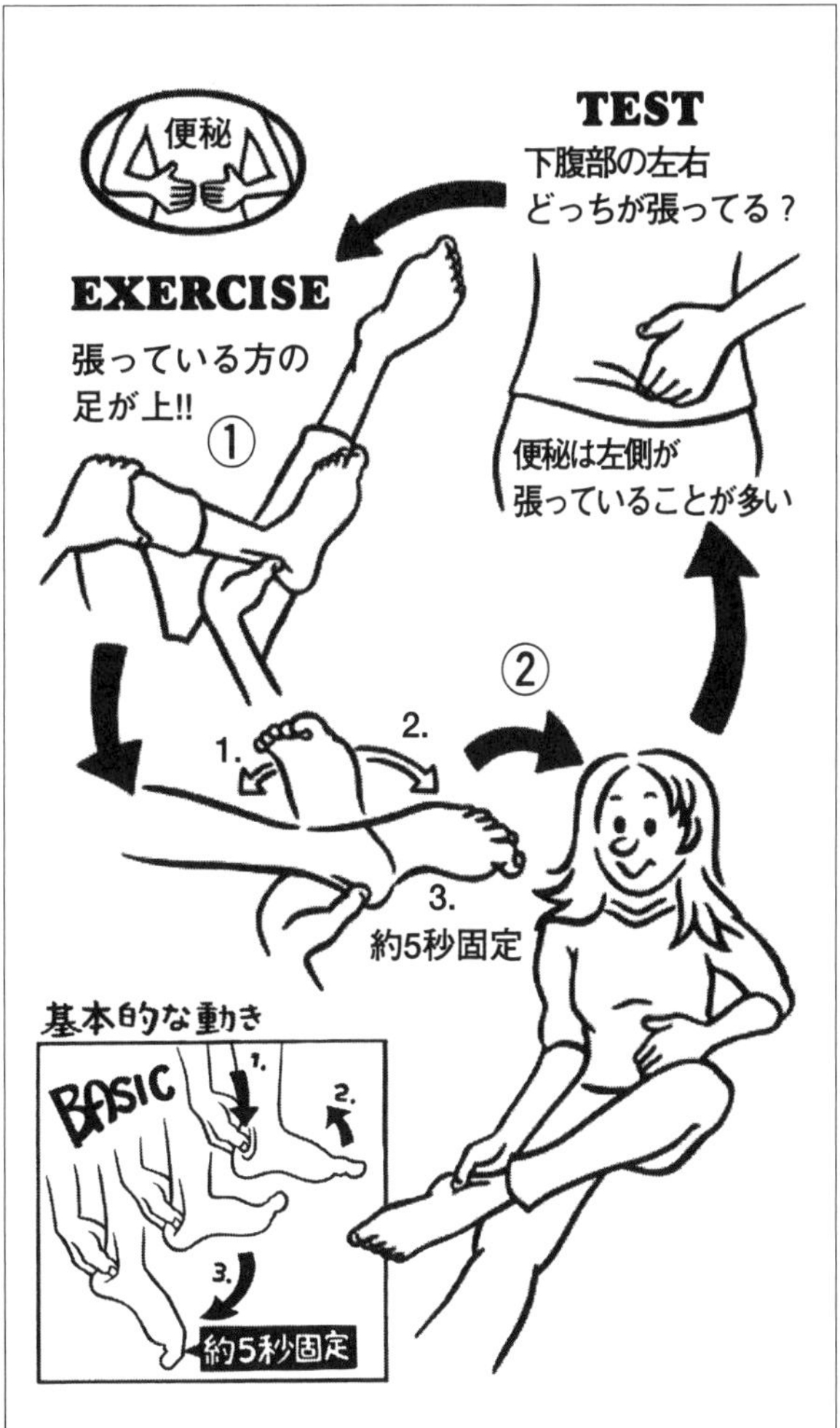
便秘
TEST
下腹部の左右
どっちが張ってる？
EXERCISE
張っている方の
足が上!!
①
便秘は左側が
張っていることが多い
②
1.
2.
3.
約5秒固定
基本的な動き
BASIC
1.
2.
3.
約5秒固定

なう場合も同じようにします。

❷張っている部分を左手で押しながら、左の足先を伸ばし、くるぶしの内側を右の親指と中指、人差し指ではさんで下方に滑らせ、親指を押し込みます。

指で押さえたまま、足先を反らしてから、足先を内側に曲げるようにして力を入れ、5秒間続けます。

●エクササイズ後のテスト（135頁）

下腹部の左右の張りを確かめます。エクササイズ前と比べて、左側の張りが少なくなっていることを実感してください。

下痢

●エクササイズ前のテスト（138頁）

下痢をしているときは、下腹部を押すと痛みます。

下痢のエクササイズ（138頁）

❶基本の動きをします。両足を伸ばし、右側が痛ければ右側の足を曲げ、伸ばした左足の上に乗せます。椅子に座っている場合も、同じようにします。

❷痛む部分を右手で押しながら、右の足先を伸ばし、くるぶしの内側を左の親指と中指、人差し指ではさんで下方に滑らせ、親指を押し込みます。指で押さえたまま、足先を反らしてから、内側に足先を曲げるように力を入れ、そのままで5秒間続けます。右側の下腹部の痛みがだんだん軽くなっていくはずです。

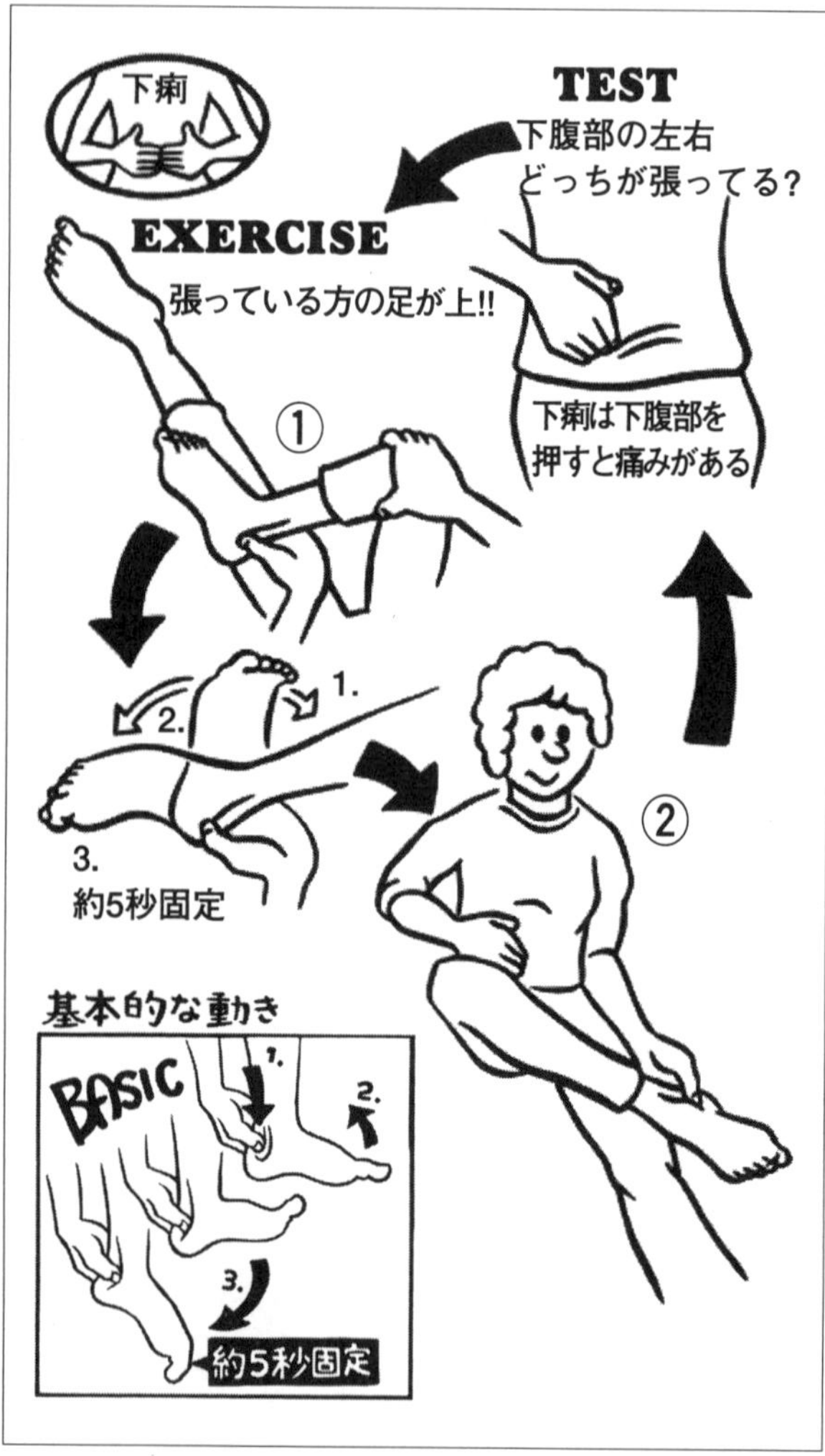
下痢
美
TEST
下腹部の左右
どっちが張ってる?
EXERCISE
張っている方の足が上!!
下痢は下腹部を
押すと痛みがある
①
1.
2.
3.
約5秒固定
②
基本的な動き
BASIC
1.
2.
3.
約5秒固定

6章

足首矯正で
フットトラブルが解消する

フットトラブルで悩んでいる女性が増えてきています。

さまざまな原因が考えられますが、やはり足首がゆがんでしまった結果トラブルがおきると考えられます。

ここでは、フットトラブルを解消するためのエクササイズを紹介します。

かぎ足（ハンマー足）

かぎ足は、土踏まずが深すぎる状態になっていることが多いのです。その結果、足首が外側に回って、内反しています。

これは、かかとの内側の筋肉が緊張しすぎているのです。この状態で、合わない靴をはき続けていると指がくの字に曲がってしまうのです。

ちょうど、ハンマーに似た形になるので、別名ハンマー足とも呼ばれます。

曲がった指の上や、足の裏側にまめやたこができやすくなります。

ハンマー足のエクササイズ（142頁）

このエクササイズは、基本の動きとは違っているので、イラストを参考にしてください。

❶片方の手でかかとをつかみ、足先の方向に押します。それと同時に、もう一方の手でつかんだ足の甲を、内側にねじります。

❷この状態のまま、足先を反らしてから、内側に足先を曲げるように力を入れ、5秒間そのままにします。

このエクササイズを、3回繰り返します。

❸曲がっている足指の関節を、指ではさんで固定します。もう片方の手で、爪の部分をはさんで、曲げたり伸ばしたりを5～10回繰り返します。

さらに、右回りと左回りに、それぞれ5～10回、回します。

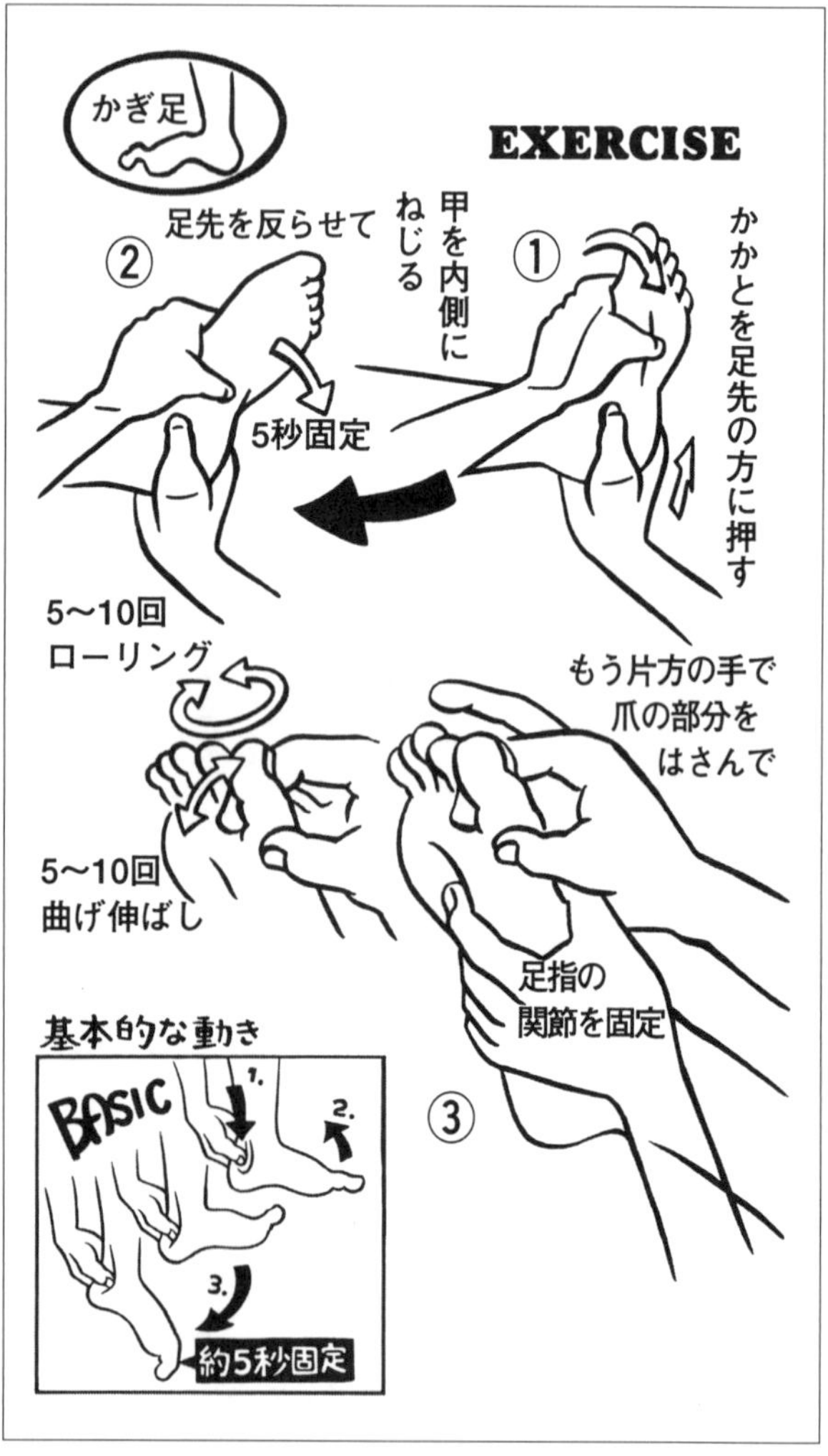
かぎ足
EXERCISE
①
かかとを足先の方に押す
甲を内側にねじる
②
足先を反らせて
5秒固定
5～10回
ローリング
5～10回
曲げ伸ばし
もう片方の手で
爪の部分を
はさんで
足指の
関節を固定
③
基本的な動き
BASIC
1.
2.
3.
約5秒固定

外反母趾と巻き爪

●外反母趾

外反母趾は、中足骨と基節骨の関節が「くの字」に曲がり、親指が人差し指の側に寄っている状態です。

●巻き爪

巻き爪は、爪が皮膚の内側に食い込んでいる状態です。爪の両脇を切りすぎるとかえって巻き爪が悪化します。足の爪は、爪切りを使わずに、爪用の紙やすりを使うようにします。爪の先に約45度の角度で紙やすりをあて、一方方向に動かします。両脇は、角をとる程度にし、カーブをつけないようにします。

足をよく洗い、清潔にしてから、爪の手入れをします。そしてティッシュペーパーでこよりを作り、木製の甘皮押しなどで、爪と皮膚の間に、きっちり入れ込みます。

この状態で、外反母趾と同じエクササイズをします。

外反母趾と巻き爪のエクササイズ

❶片方の手でかかとをつかみ、足先の方に押します。

❷それと同時に、もう一方の手でつかんだ足の甲を、外側にねじります。この状態のまま、足先を反らしてから伸ばし、5秒間そのままにします。

このエクササイズを、3回繰り返します。

❸片手で足を支え、足の親指の付け根をはさみ、大きく円を描くように回し、まっすぐの状態にしてから、もう片方の手で親指のつま先をはさみ、曲げたり伸ばしたりします。

★外反母趾の場合は、同時に外反小指もあります。

❹親指の付け根を、指で固定します。もう片方の手で、小指をはさみ大きく円を描くように回し、まっすぐの状態に持ってきます。その状態のまま曲げたり伸ばしたりします。

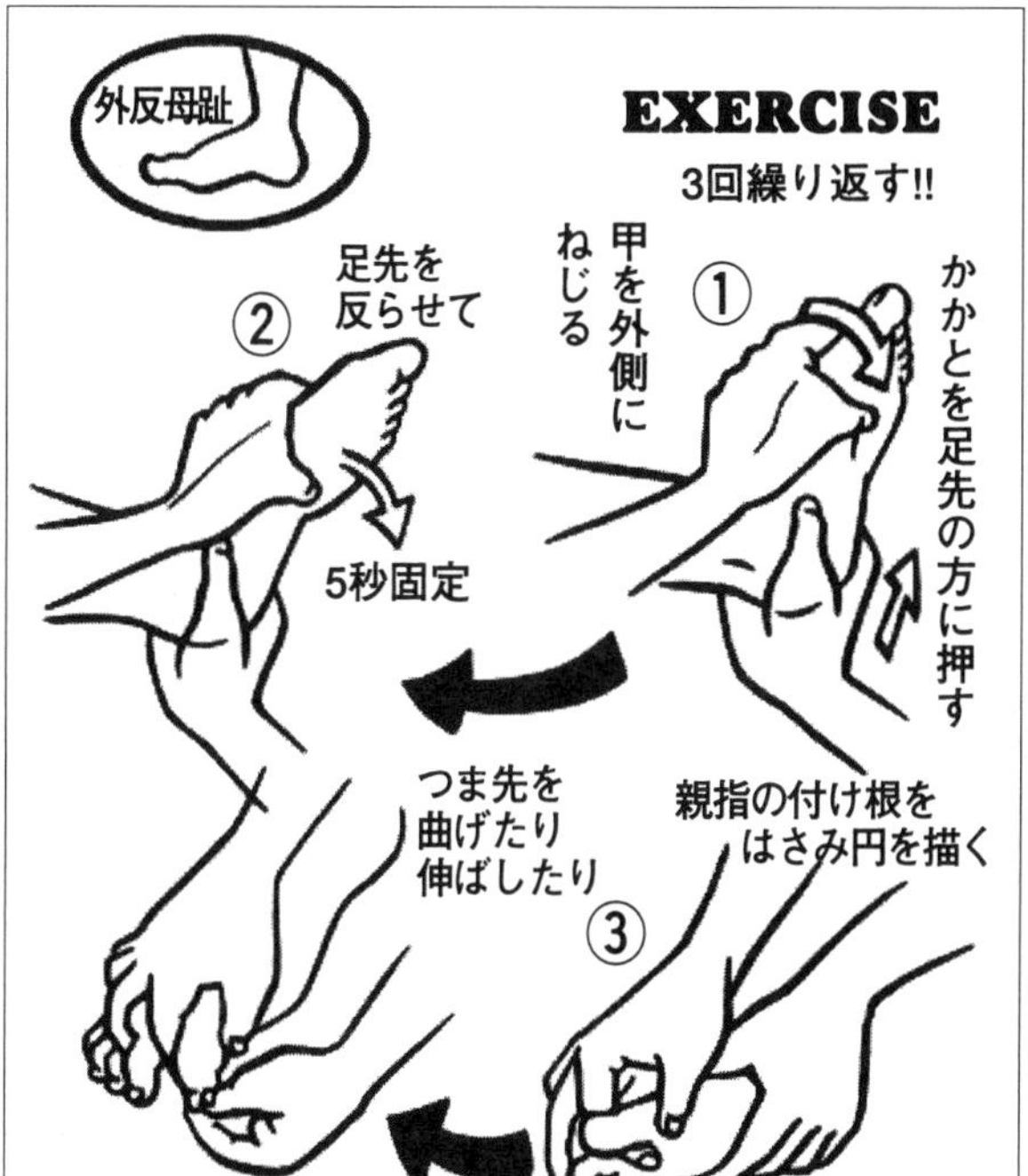
外反母趾
EXERCISE
3回繰り返す!!
①
かかとを足先の方に押す
甲を外側にねじる
②
足先を反らせて
5秒固定
③
親指の付け根をはさみ円を描く
つま先を曲げたり伸ばしたり
④
小指を大きく回す
まっすぐの状態にして、曲げたり伸ばしたりする
基本的な動き
BASIC
1.
2.
3.
約5秒固定

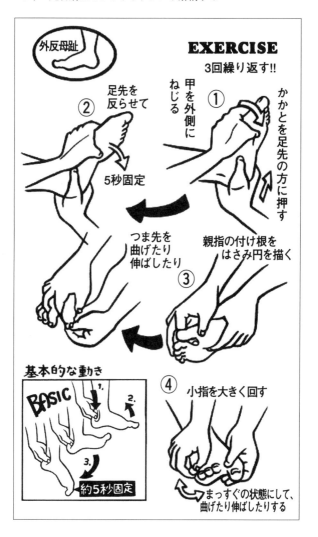

O脚

O脚は、脚が内反している状態です。アキレス腱が緊張して、縮んで短い状態になっています。そのことによって、膝の関節がねじれ、股関節もねじれてしまうのです。

O脚のエクササイズ

❶膝を外側に曲げ、片方の手で膝を固定します。くるぶしの横をもう片方の手の指ではさみ、指を滑らすようにしてくるぶしの下で止めます。
❷そのままの状態で、膝を伸ばします。
反対側の脚も同じようにします。

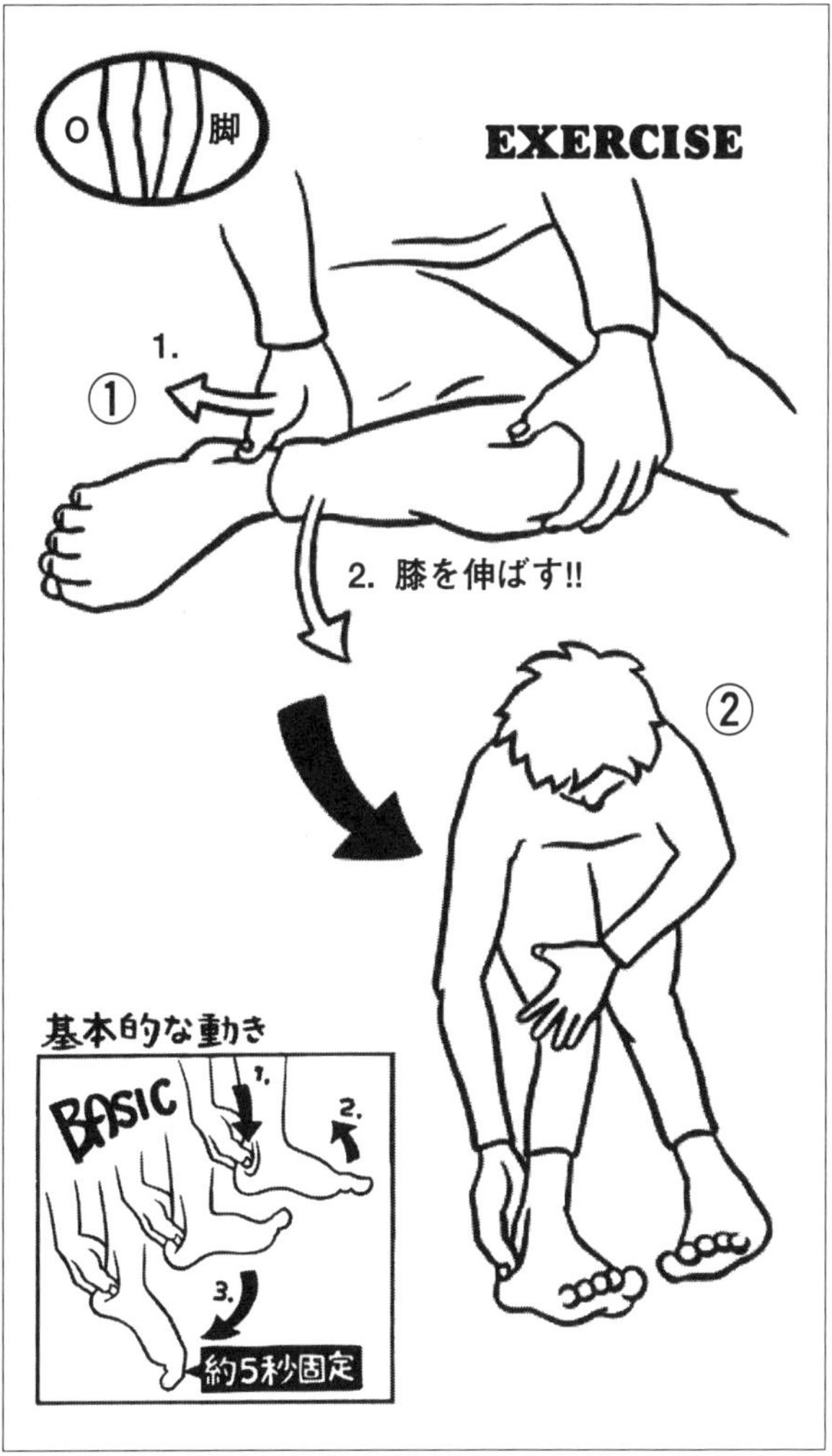
O脚
EXERCISE
①
1.
2. 膝を伸ばす!!
②
基本的な動き
BASIC
1.
2.
3.
約5秒固定

X脚

X脚は膝が外反している状態です。筋肉に逆の刺激を与えることによって、筋肉をゆるめます。膝を中心に両足が外側に開いた状態になっています。

X脚のエクササイズ

❶基本の動きをします。両足を伸ばして座ります。片足を曲げ、伸ばした足の上に乗せます。くるぶしの両脇を指ではさみ、滑らすようにして、くるぶしの下で止めます。足先を反らし手の親指を押し込んだまま、内側に曲げるように足先に力を入れる。

❷その状態のまま、もう片方の手で足の甲をつかみ、膝をできるだけ伸ばします。反対側の足でも、同じエクササイズをします。

外反がひどい場合は、3～5回繰り返します。ただ、あまり多くやりすぎると、膝に負担がかかります。膝に障害を持っている方は、無理をせず、時間をおいてやったほうがいいでしょう。

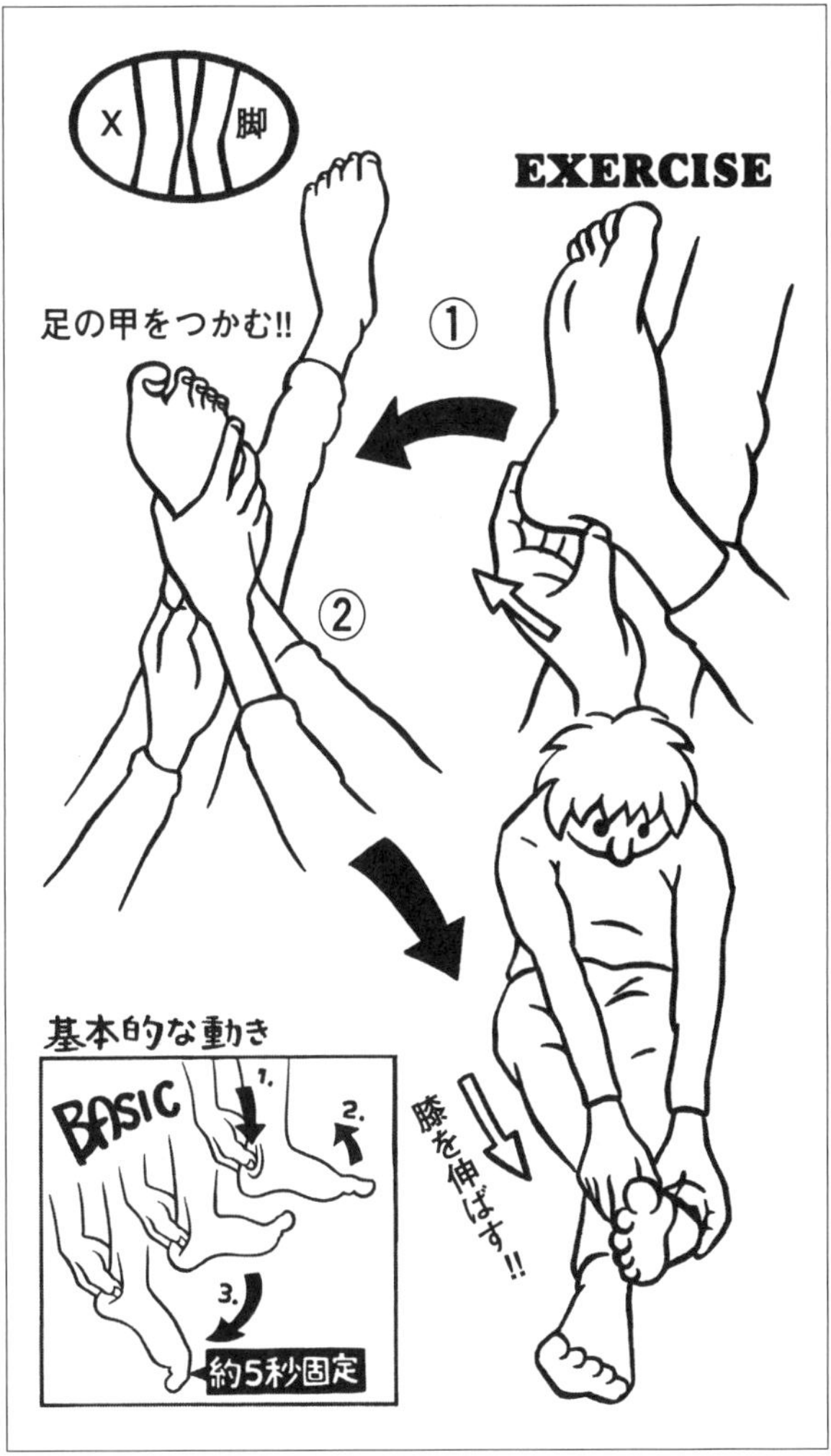
X脚
EXERCISE
足の甲をつかむ!!
①
②
膝を伸ばす!!
基本的な動き
BASIC
1.
2.
3.
約5秒固定

7章

足首矯正でやせる

●足首矯正で気になる部分を引き締める

ここでは、気になる部分のサイズダウンにつながるエクササイズを紹介します。やせにくさや、脚のむくみなどは、からだのゆがみが原因になっていることが多いのです。無理な食事制限をすると、健康にも悪い影響を与えます。

この足首矯正によるダイエットのエクササイズでは、足首を緊張させることによって、それに連なる筋肉が緊張します。また同時に皮フをつまむことで、筋肉に刺激が伝わり、血流がよくなり、サイズダウンできるというわけです。

気になる部分によって、多少エクササイズは違いますが、引き締まった感じがすぐに実感できるのが特徴でもあります。毎日、時間を見つけて繰り返すことによって、効果も持続します。座ったままで、簡単にできるエクササイズですから、場所も選びません。

基本の動きは同じです。左右両方の足で行います。

〈基本的な動き〉

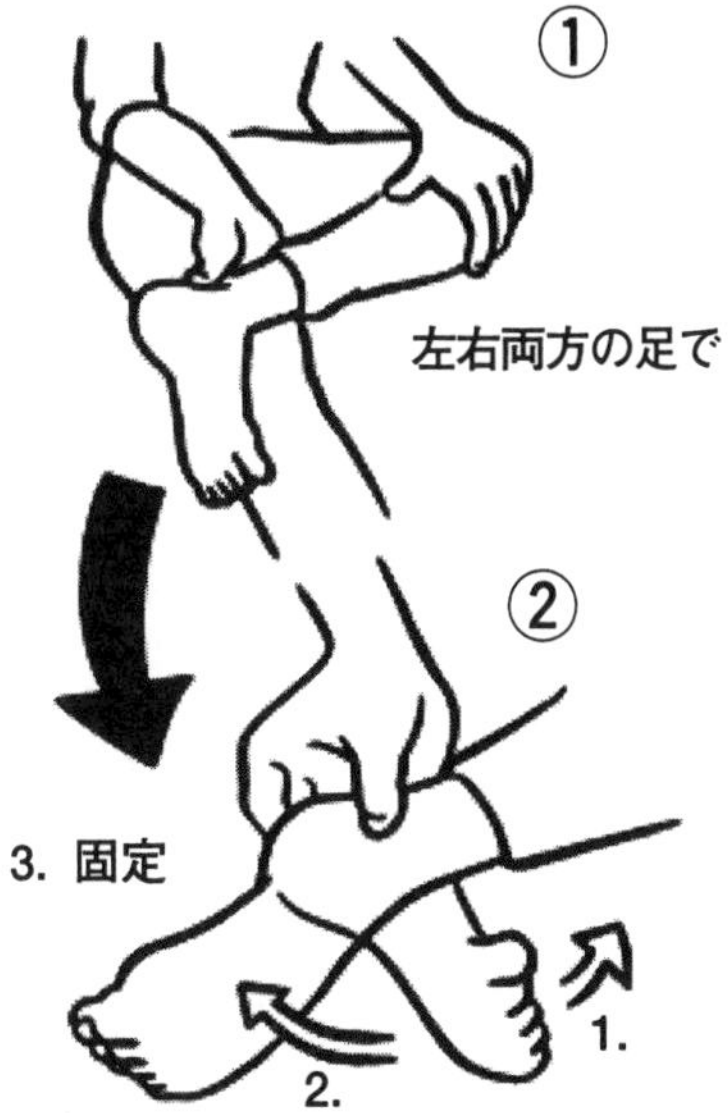

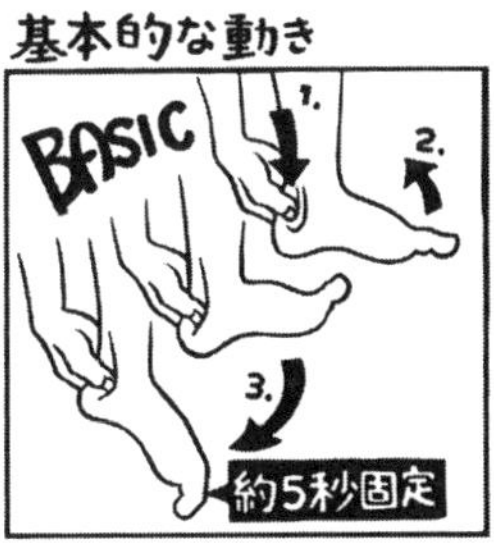

ふくらはぎを引き締める

すっきりした脚を手に入れるのは、多くの女性の願いです。『足首矯正法』と私が考案した皮フをつまみあげる『スキンモバイル法』を組み合わせると、効果がすぐに実感できるはずです。

❶まず、基本の動きをします。

❷くるぶしの横を押さえたまま固定し、もう片方の手で下から膝の方へ5箇所にわけふくらはぎをつまみ上げていきます。親指と他の4本の指ではさみ、持ち上げるように指をスライドさせていき、最後に親指と他の4本の指が合うようにします。

❸左右の足を変え、基本のエクササイズをします。同様にかかとを押さえたまま、もう片方の手でふくらはぎをつまみ上げます。

皮フの弱い方は、あまり強くつまみ上げないように気をつけましょう。

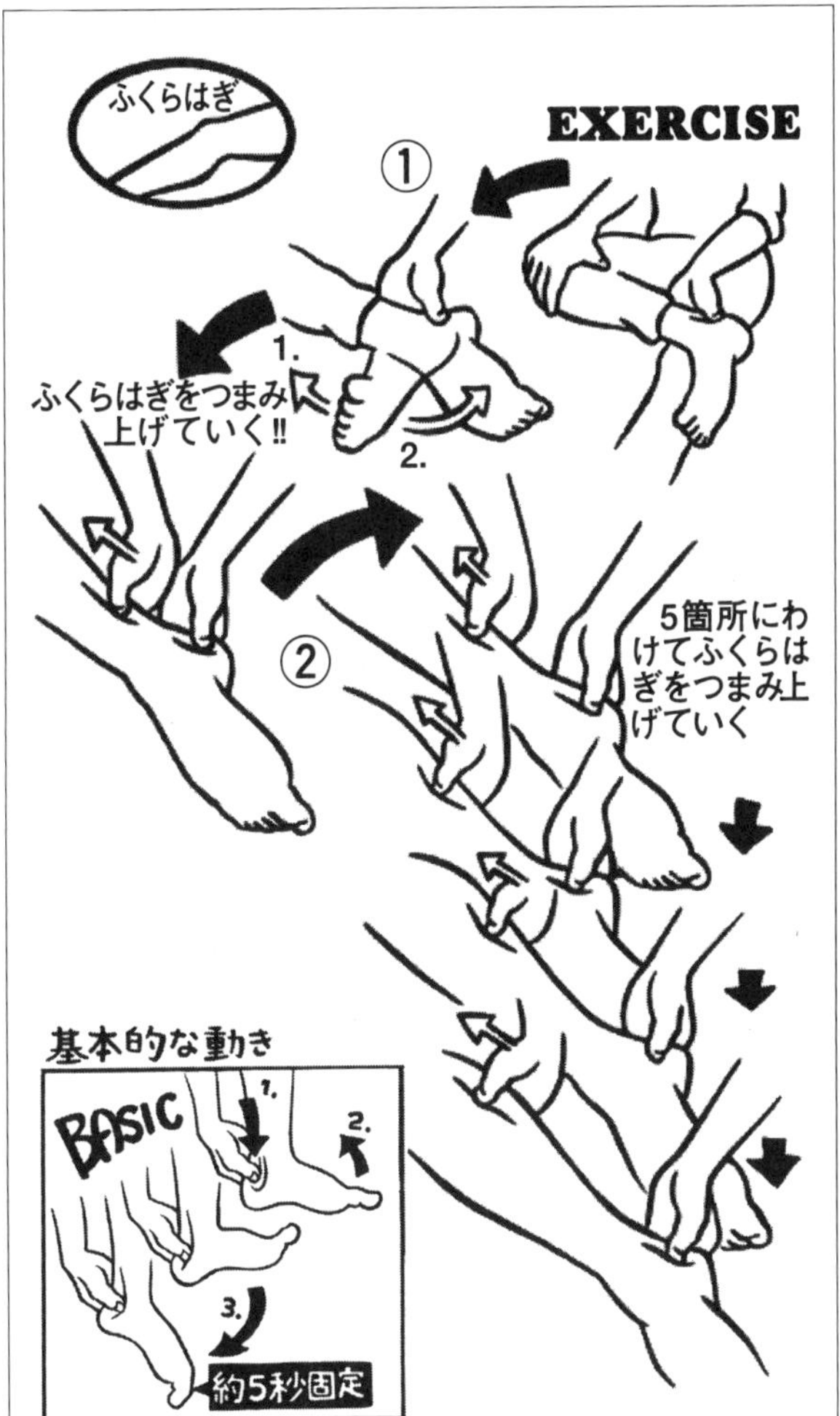
ふくらはぎ
EXERCISE
①
1.
ふくらはぎをつまみ上げていく!!
2.
②
5箇所にわけてふくらはぎをつまみ上げていく
基本的な動き
BASIC
1.
2.
3.
約5秒固定

太ももを引き締める

❶基本の動きをします。

❷くるぶしの横をおさえて固定したまま、もう片方の手で膝の方から付け根に向かって、太ももの内側をつまみ上げていきます。ふくらはぎと同じように、5箇所くらいにわけてつまみます。

親指と他の指をあわせるようにしてつかんで持ち上げるようにし、5秒間保持します。指を離すときはそのまま力を抜くのではなく、力を入れたまま素早くスライドさせ、親指と他の指を合わせるようにします。太ももの内側は、特に皮フが弱いので、あまり力を入れすぎると内出血をおこす場合があるので気をつけてください。

❸片方が終わったら、反対側の足を曲げて基本の動きをします。同じようにかかとをおさえたまま、太ももの内側を5箇所にわけてつまみ上げていきます。

太ももが前に張りだしているのが気になっている方は、基本のエクササイズをし、太ももの外側を膝の方から上へ、5箇所くらいにわけてつまみ上げていきます。

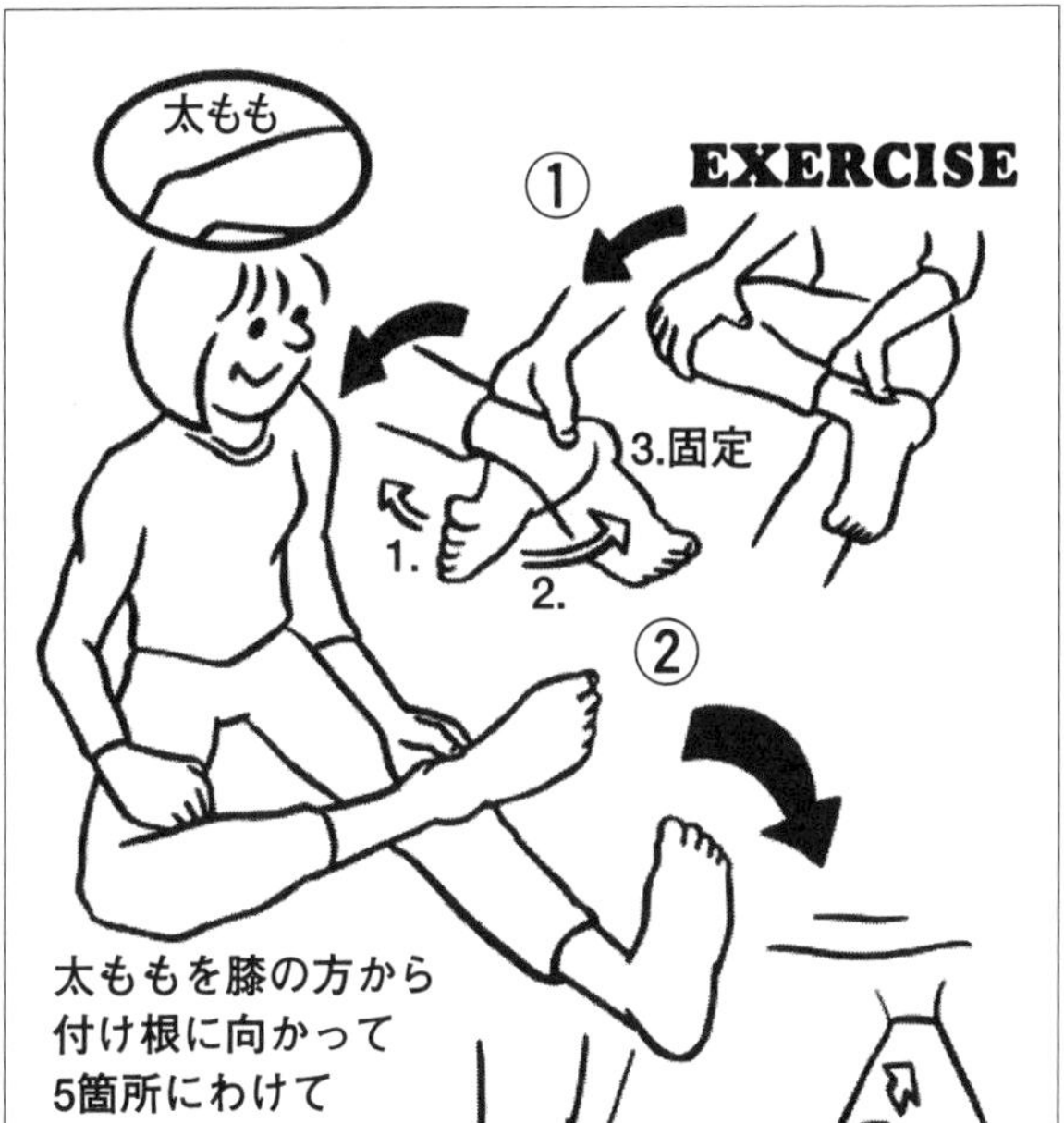
太もも
EXERCISE
①
3.固定
1.
2.
②
太ももを膝の方から
付け根に向かって
5箇所にわけて
つまみ上げる
基本的な動き
BASIC
1.
2.
3.
約5秒固定

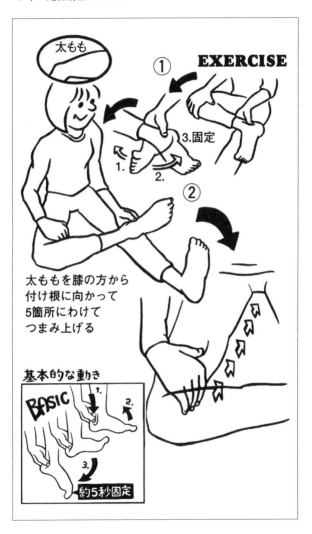

ウエストを引き締める

❶基本の動きをします。

❷両足を伸ばして座ります。片方の足を曲げ、伸ばしたままの足の上に乗せます。曲げた方のくるぶしの横をおさえたまま、曲げた足と同じ側のウエストをもう片方の手で横につまみます。曲げた足と同じ側のウエストを親指と他の指をあわせるようにつかんで持ち上げ、そのまま5秒間保持します。指を離すときは、そのまま力を抜くのではなく、力を入れたまま指をスライドさせ、親指と他の指を合わせるようにします。

❸足を変え、同様に動き、曲げた足と同じ側のウエストを横につまみます。かかとの指とウエストをつかんだ指を、そのまま5秒間保持します。最後は、力を入れたままウエストをつかんだ親指と他の指を素早くスライドさせて、合わせるようにします。

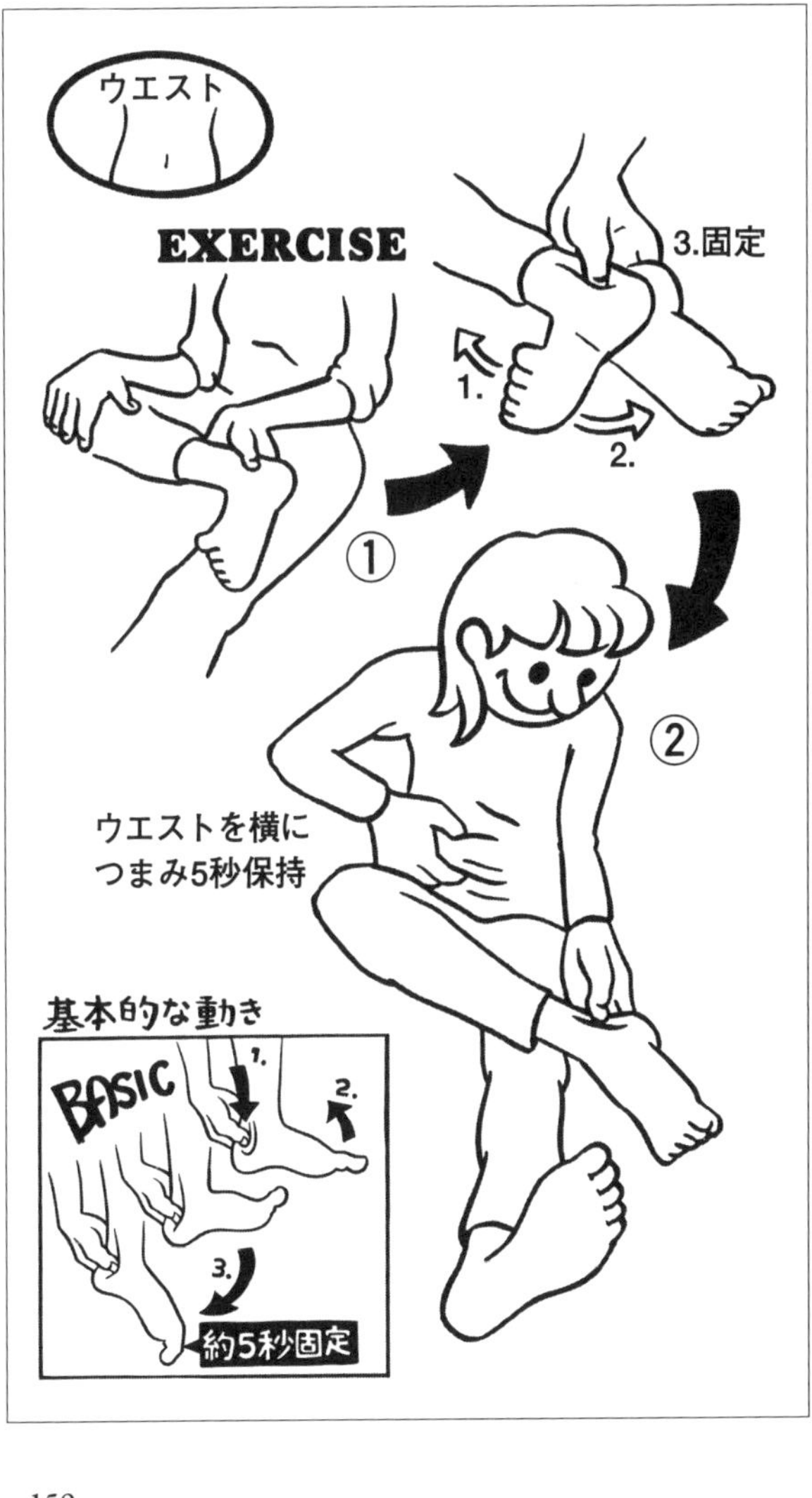
ウエスト
EXERCISE
3.固定
1.
2.
①
②
ウエストを横に
つまみ5秒保持
基本的な動き
BASIC
1.
2.
3.
約5秒固定

ヒップを引き締める

❶基本の動きをします。

両足を伸ばして座り、片方の足を曲げ、伸ばしたままの足の上にのせます。曲げた方のくるぶしの横に親指をあて、足先を反らします。親指を押し込みながら、つま先を曲げるように力を入れます。

❷くるぶしの横に親指を押し込み、つま先を曲げるように力を入れたまま、同じ側のヒップをもう片方の手でつまみます。そのまま、約5秒間、力を入れ続けます。ヒップをつかんだ指を離すときはそのまま力を抜くのではなく、力を入れたまま素早くスライドさせて、親指と他の指を合わせるようにします。

曲げる方の足を変え、曲げた方のくるぶしの横を指で押さえ、基本の動きをします。曲げた方のヒップをもう一方の手でつかみ、5秒間足先と指先に力を入れます。

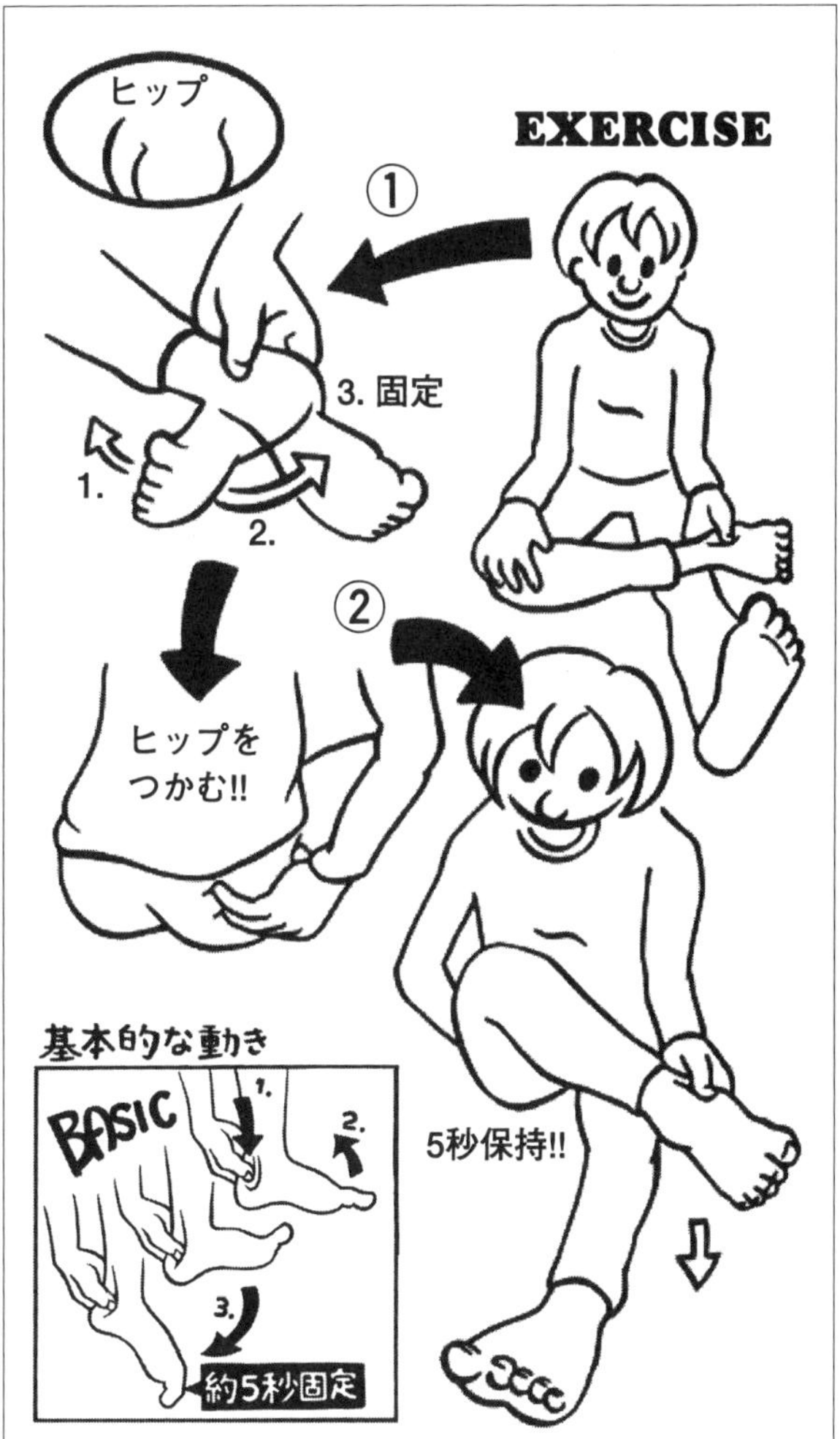
ヒップ
EXERCISE
①
3. 固定
1.
2.
②
ヒップを
つかむ!!
基本的な動き
BASIC
1.
2.
3.
約5秒固定
5秒保持!!

8章

足首矯正できれいになる

足根骨のゆがみが美容トラブルの原因だった

目の大きさが左右で違う、目の下のくすみや、しわが気になるなどの美容上のトラブルに多くの女性が悩んでいます。

様々な美容上のトラブルも、足根骨のゆがみから始まる、からだのゆがみでおきてくるものが多いのです。

わたしは、これらの美容に関わるトラブルを「美容障害」と呼んでいます。

なぜなら、ゆがみによる血行障害や筋肉の弱まりなどが、本来ならもっと美しくなれる力を弱めていると思うからです。

おおもとの原因を取り除かなければ、トラブルも解消しません。

美容上のトラブルが足のゆがみから始まると言っても、足首を矯正してその効果を実際に体験してみないとわからないと思います。

この章は、美容上のトラブル別に、エクササイズの実際を紹介しています。さっそく試してみてください。

外反足はしわ、くすみ、くまを起こす

外反足で悩む女性は多いのですが、いったんなってしまうとなかなか直らないのがやっかいです。

これも長い間のカラダのくせからおきてくると考えられています。

足の外反は、どんな美容上のトラブルに結びつくのでしょうか。

外反をおこすと、すねの動きを支える前後の腓骨筋が縮んで、筋肉が短くなってしまいます。

体は全身が筋膜網でつながっているため、この影響で、外反をおこしている同じ側で前頭骨の後ろ側にある蝶形骨という骨のまわりの筋膜網が張ってきます。このため、コメカミが痛んできます。

また、頭全体が下の方に傾き、蝶形骨部分の筋膜網が上がった状態になってしまうのです。

このことによって、前頭骨と頭頂骨の部分の筋膜網も上にずれ、少し伸びて開いた状態になります。

前から見ると、額が盛り上がって見えます。

さらに、頬の部分の筋膜網と皮膚が外側にずれます。

こうなると眼球の入っている穴、眼窩が広くなり、眼球が張り出して大きく見えるということになります。

その結果、眉尻がふくらんでなだらかになります。

このようにゆがんでしまうため、その反対側は、眉尻のカーブがとがり、額には斜め下にしわができてしまいます。

また、目尻のほうは、眼輪筋という目のまわりの筋肉が縮むので、まぶたにしわができ、血流障害をおこします。そこに紫外線があたると、くすみやくまができてしまいます。

このように、外反足は足だけのトラブルにとどまらず、美容上の多くのトラブルにも結びついていくのです。

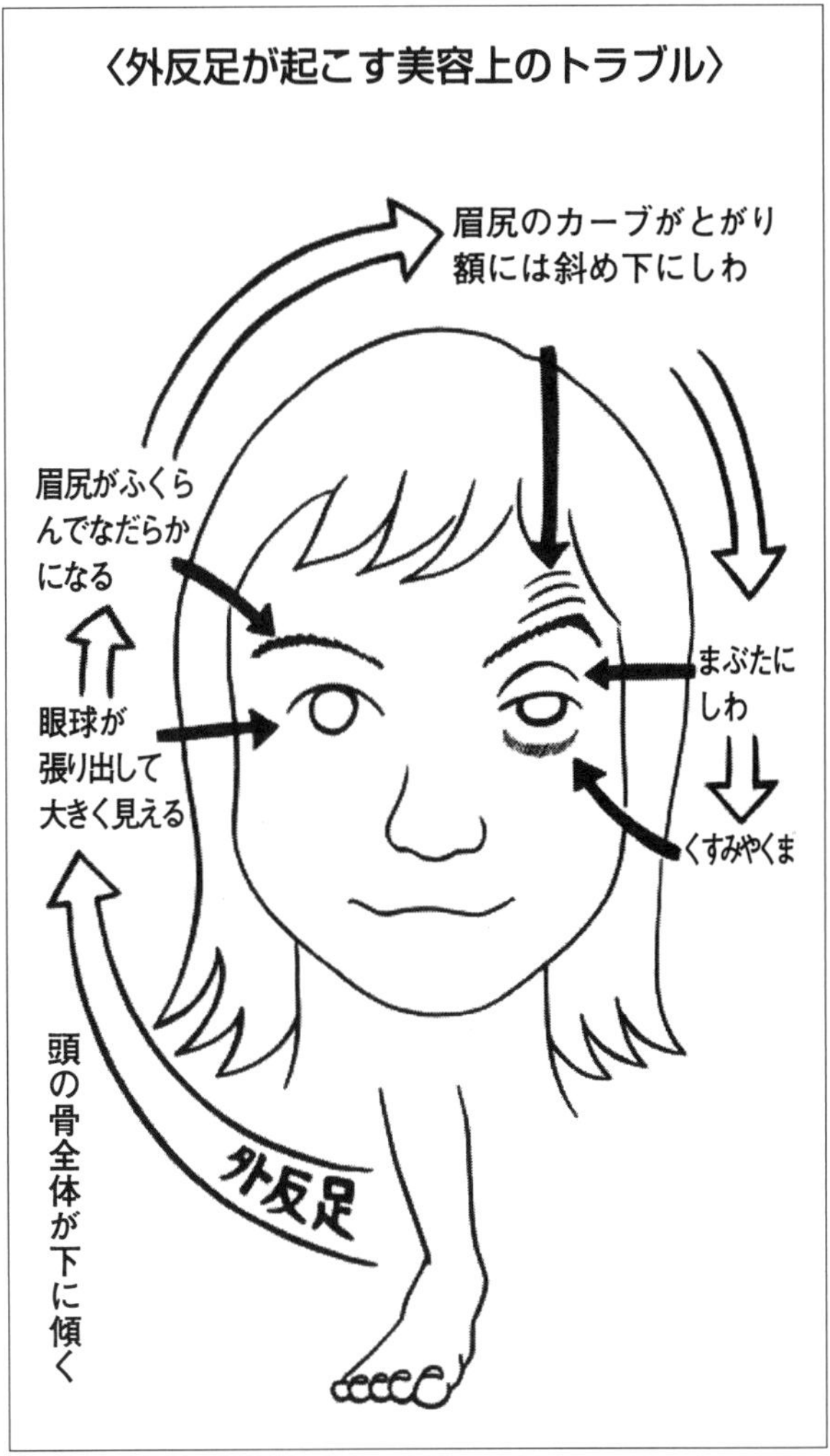
〈外反足が起こす美容上のトラブル〉
眉尻のカーブがとがり
額には斜め下にしわ
眉尻がふくらんでなだらかになる
眼球が張り出して大きく見える
まぶたにしわ
くすみやくま
頭の骨全体が下に傾く
外反足

外反足は口元のゆるみやゆがみの原因

年齢が進むとともに、口元の印象がぼんやりしてくるのですが、実は口元のゆるみやゆがみも、外反足が原因であることが多いのです。

前頭骨の後ろにある蝶形骨の筋膜網が外反足の影響で上がってしまうと、側頭骨周辺の筋膜網が前方にいくらか回転してねじれ、外側に開きます。

すると、目が大きくなり、顎関節の開閉の位置がずれます。そのことによって、口が問題のある側にゆるんで傾き、下唇がゆがんでしまいます。

反対側の締まった方の口の中は狭くなってしまうので、口の内側を噛んでしまうことがあります。ゆるんだ側の口の内側は逆に広くなり、そちら側で物を噛むことが多くなります。ですから、ゆるんだ側の歯の表面が減っていきます。

口のまわりの動きを支える口輪筋は、頬骨の頬筋とつながっています。顎関節がずれると、頬の筋肉も側方へ引っ張られるので、引っ張られた側にしわができます。

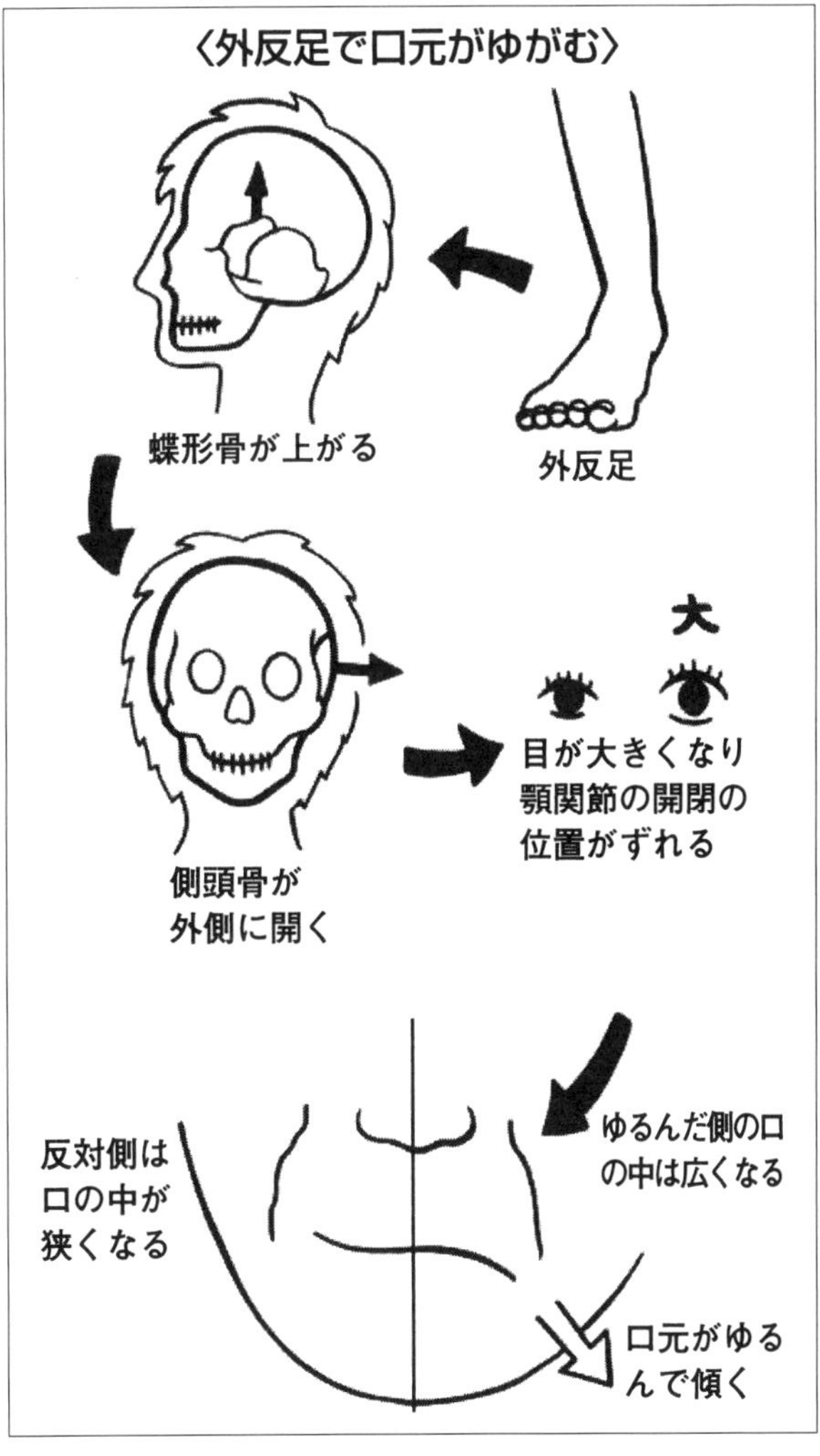
〈外反足で口元がゆがむ〉
蝶形骨が上がる
外反足
大
目が大きくなり
顎関節の開閉の
位置がずれる
側頭骨が
外側に開く
反対側は
口の中が
狭くなる
ゆるんだ側の口
の中は広くなる
口元がゆる
んで傾く

また、鼻の両脇にしわができ、下の方に伸びていきます。口を開けると極端に唇が下がってしまうことになります。

内反足で左右の目がアンバランスに

外反足と同じように、足が内反しても美容に影響を与えます。

内反足は、俗にかぎ足になりやすく、土踏まずが上がっています。

内側の筋肉が緊張し、土踏まずについている筋肉が縮んだ状態になっているのです。

その結果、内反になります。

こうなると、足は外側に動きやすいのですが、内側には動きにくくなります。動かしやすい動きをしてしまうため、ますます内反が進んでしまうことにもなりやすいのです。

この場合もコメカミの蝶形骨周辺の筋膜網と皮膚がゆがんでしまいますが、外反の場合と違って、反応側の眼窩まわりの筋膜網と皮膚に窪みができてしまいます。

〈内反足が起こす美容上のトラブル〉

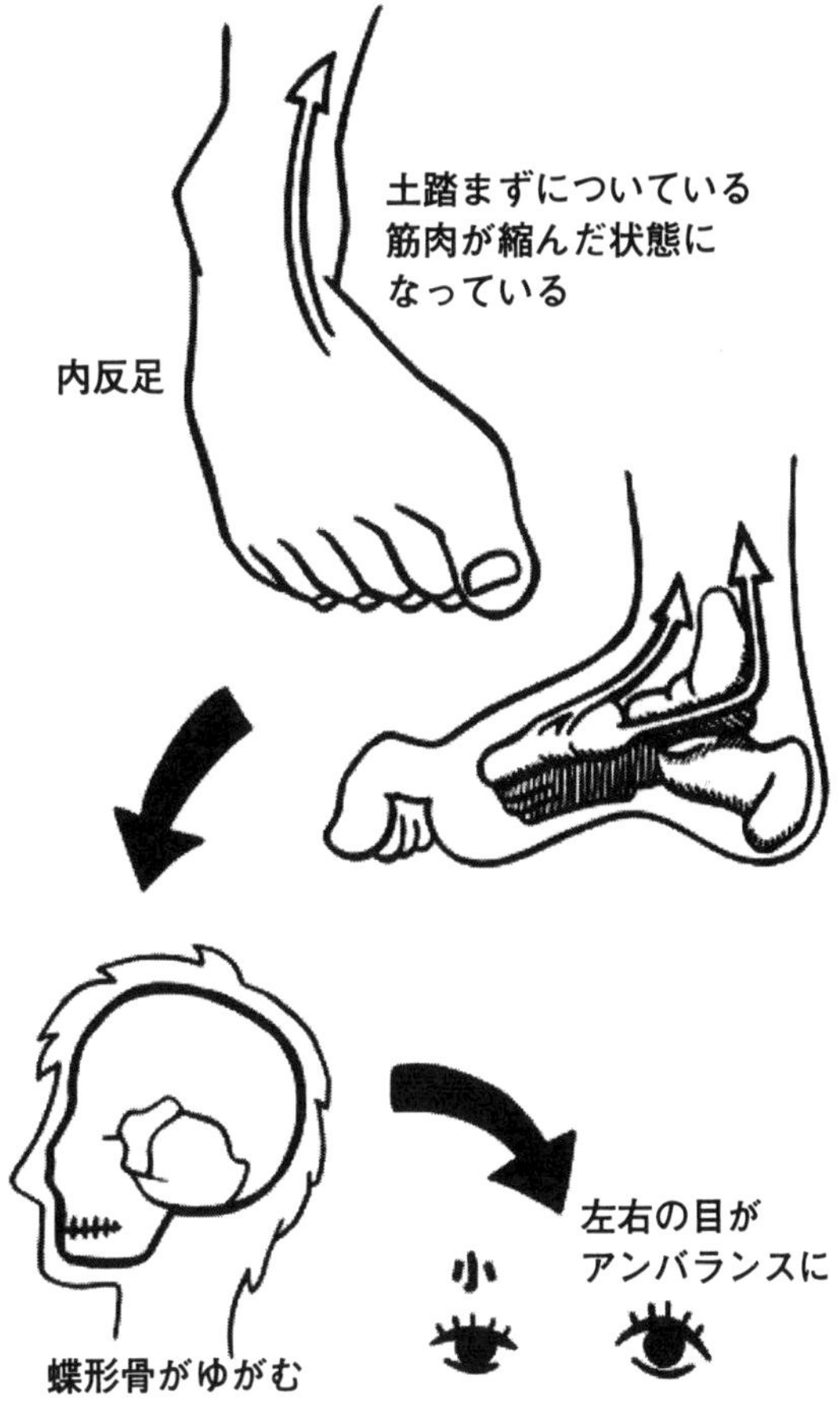

くぼんだことによって、眼球がかなり小さくなってしまうため、やはり左右の目がアンバランスになってしまいます。

足の内反・外反を解消するエクササイズ

❶かかとを押さえ、足を外側にねじり、10回前後足を曲げたり伸ばしたりします。
❷今度は足を内側にねじり、同じように曲げたり伸ばしたりします。
❸次にくるぶしを押さえ、かかとを10回くらい前後左右に動かします。
❹反対側の足でも、同じエクササイズを繰り返します。

足の骨が矯正されることによって、そこに関連する筋肉が引き締まり、ゆがんでいたからだ全体のバランスが整ってきます。

〈足の内反・外反を解消する〉

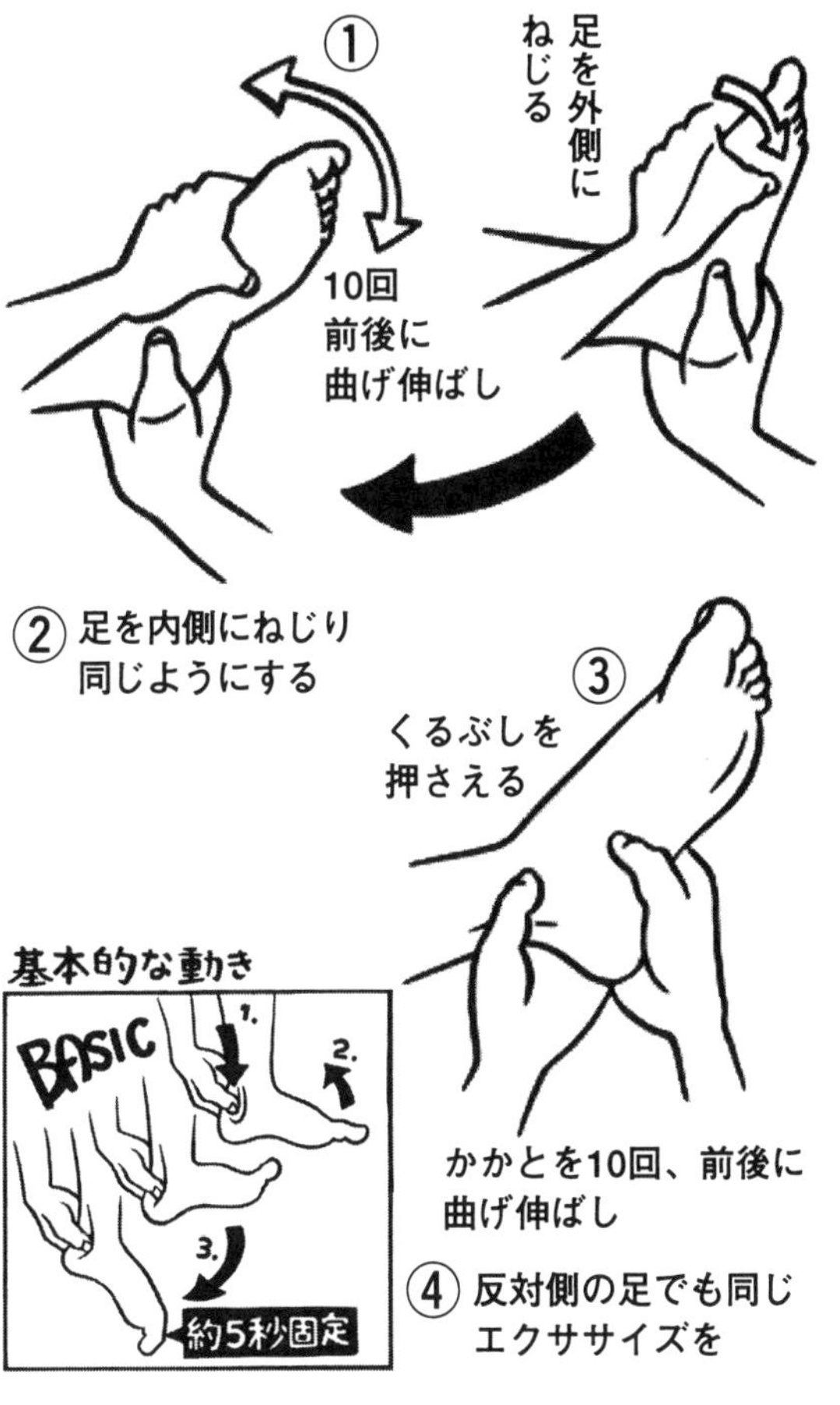

トラブル別のエクササイズ

ここでは、美容上の悩み別にエクササイズを紹介します。エクササイズの前に、トラブルや痛みなどを確認してからにします。基本の動きをマスターしてから、トラブルのある部分に応じたエクササイズをしてください。

●基本的な動き

❶両足を伸ばし、片方の足を曲げ、伸ばしたもう片方の足の上に乗せます。

❷曲げた方の足先を伸ばし、くるぶしの内側を反対側の親指と中指、人差し指ではさんで下方に滑らせ、親指を押し込みます。指で押さえたまま、足先を反らしてから伸ばします。

曲げる方の足は、エクササイズ前のテストで、痛みを感じたり曲がりにくかったりなど、トラブルのある側の足です。

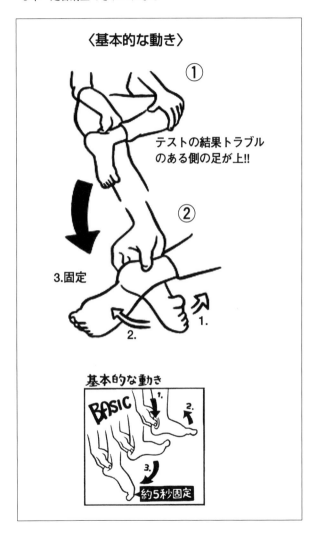

〈基本的な動き〉

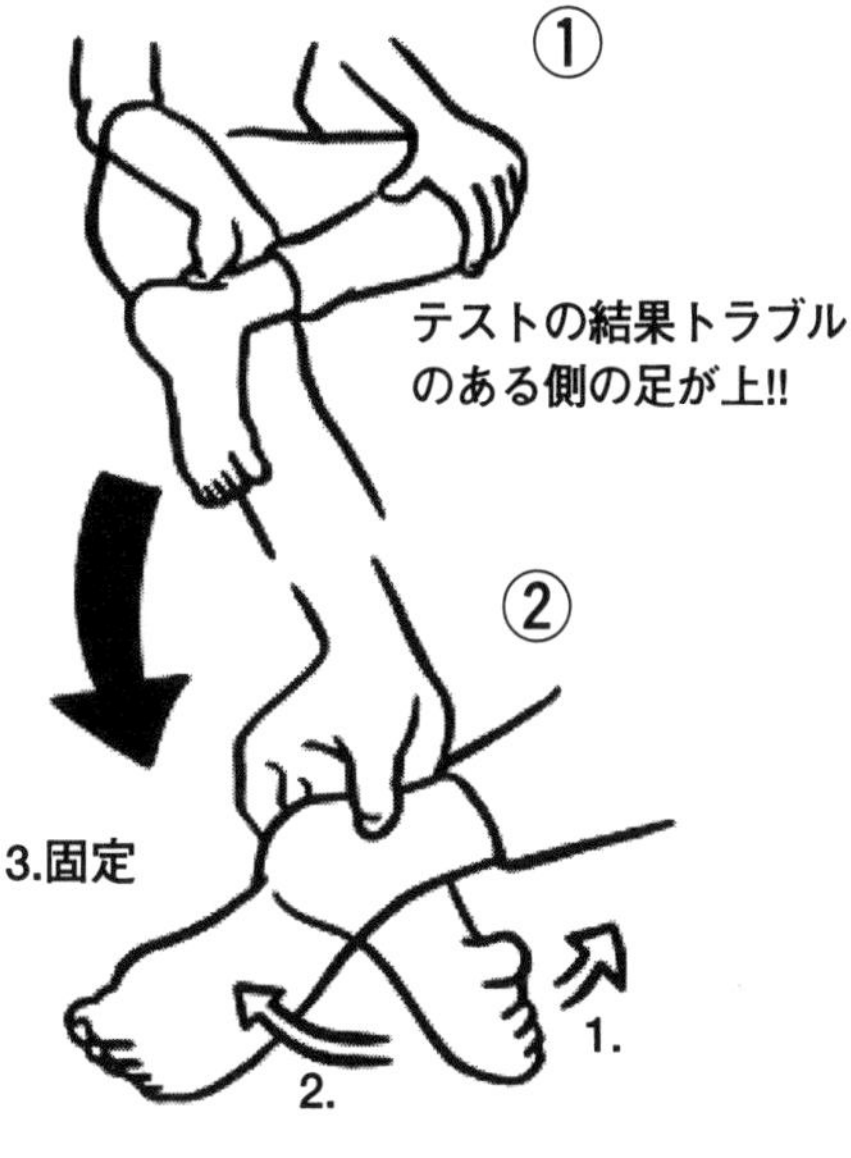

左右の目の大きさが違うとき

●エクササイズ前のテスト

両側のこめかみを押し、左右で、どちらが痛いかを確かめてください。

目のエクササイズ

❶両足を伸ばし、痛いと感じるこめかみと同じ側の足を、伸ばしたもう片方の足の上に乗せます。

❷曲げた方の足先を伸ばし、くるぶしの内側を反対側の親指と中指、人差し指ではさんで下方に滑らせ、足先を反らしてから伸ばします。

❸そのままの状態で、もう片方の手で両こめかみをつかみ、ゆっくり息を吸いながら回すように持ち上げます。

❹ゆっくり息を吐きながら、元に戻します。反対側の足でも同じようにし、各5回ずつ行います。

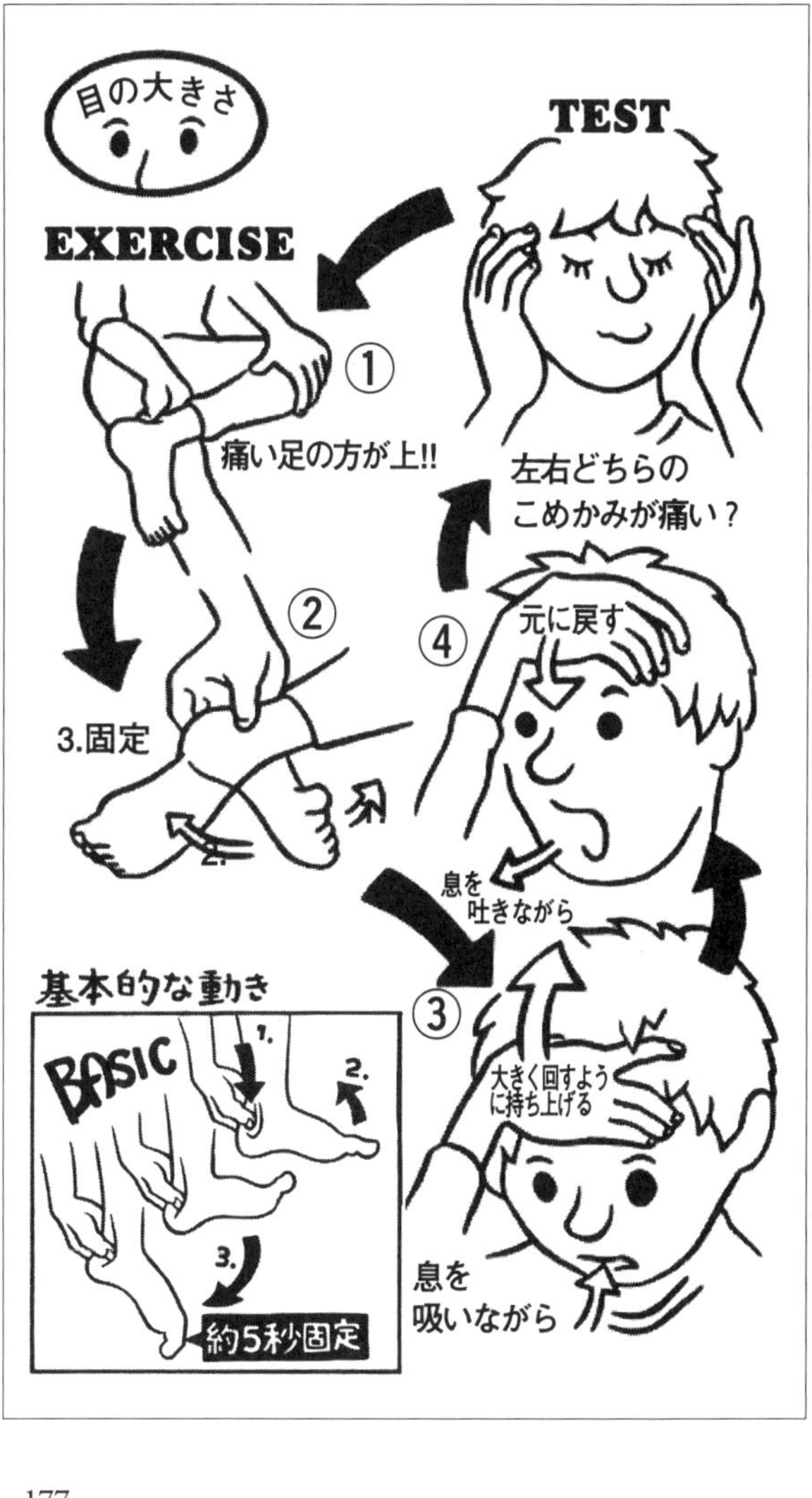
目の大きさ
TEST
EXERCISE
①
痛い足の方が上!!
左右どちらの
こめかみが痛い？
②
④
元に戻す
3.固定
2.
息を
吐きながら
基本的な動き
③
BASIC
1.
2.
大きく回すよう
に持ち上げる
3.
約5秒固定
息を
吸いながら

目尻のしわ

●エクササイズ前のテスト

どちらの目尻にしわが多いか、鏡で確かめてください。

目尻のしわのエクササイズ

❶基本の動きをします。両足を伸ばし、まず目尻のしわの多い方の足を曲げ、伸ばしたもう片方の足の上に乗せます。

❷曲げた方の足先を伸ばし、くるぶしの内側を反対側の親指と中指、人差し指ではさんで下方に滑らせ、足先を反らしてから伸ばします。

❸そのままの状態で、同じ側の手の親指を目尻にあて頬骨の下をつかみます。ゆっくり息を吸いながら外へ開き、口を開けます。

❹次にゆっくり息を吐きながら口を閉じ、つかんだ頬骨を元に戻します。このエクササイズは、反対側の足でも同じようにし、左右各5回ずつ行います。

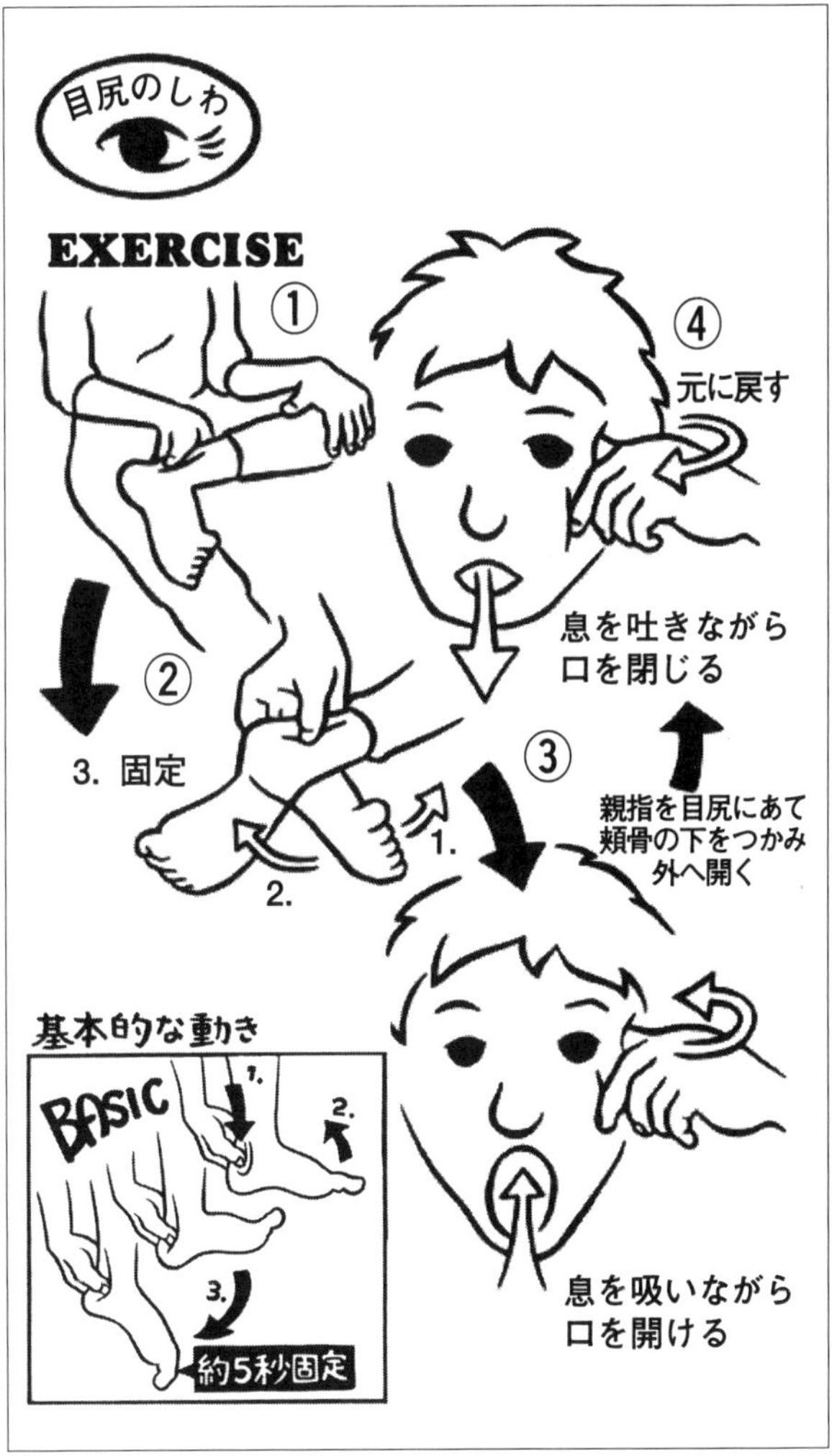
目尻のしわ
EXERCISE
①
②
3. 固定
2.
1.
③
④
元に戻す
息を吐きながら
口を閉じる
親指を目尻にあて
頬骨の下をつかみ
外へ開く
基本的な動き
BASIC
1.
2.
3.
約5秒固定
息を吸いながら
口を開ける

首のしわ

●エクササイズ前のテスト

首のしわの左右をくらべ、どちらにしわが多いか、または傾いているかを確認。

首のしわのエクササイズ

基本の動きをします。

❶両足を伸ばし、よりしわが多いか、あるいは傾いている側の足を曲げ、伸ばしたもう片方の足の上に乗せます。

❷曲げた方の足先を伸ばし、くるぶしの内側を反対側の親指と中指、人差し指ではさんで下方に滑らせ、足先を反らしてから伸ばします。

❸足をそのままの状態にし、つかんでいる足と同じ側の手で、首筋の筋肉をつかみます。そのままで、首を前後に5回ずつ動かします。

❹次に、首を5回、左右に動かします。曲げる方の足をかえて、同じ動きをします。

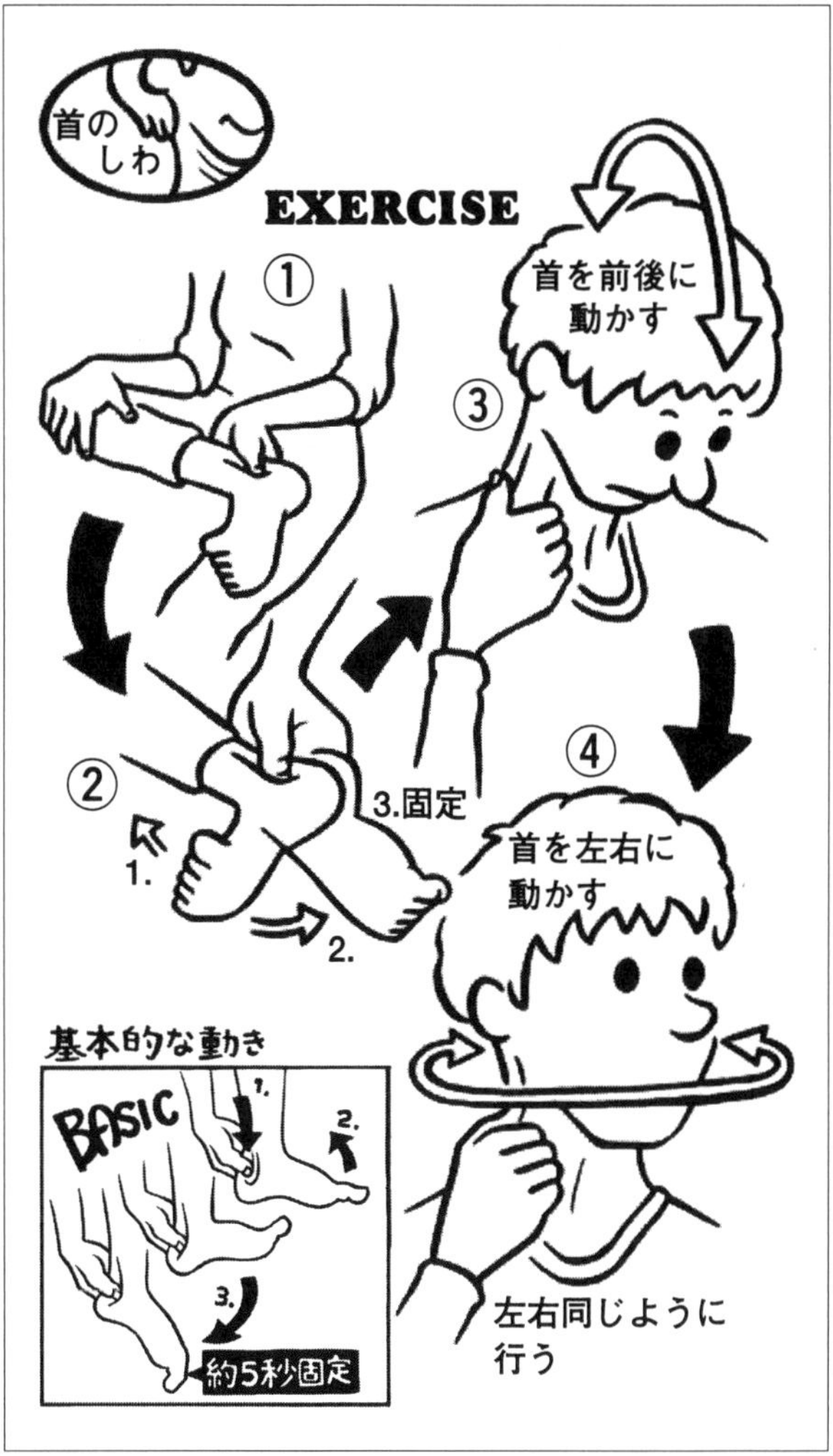
首の
しわ
EXERCISE
①
②
1.
2.
3.固定
③
首を前後に
動かす
④
首を左右に
動かす
左右同じように
行う
基本的な動き
BASIC
1.
2.
3.
約5秒固定

口元のしわ

●エクササイズ前のテスト

口元の左右をくらべ、どちらにしわが多いか、または傾いているかを確認します。

口元のしわのエクササイズ

❶基本の動きをします。両足を伸ばし、よりしわの多い方あるいは傾いている方の足を曲げ、伸ばしたもう片方の足の上に乗せます。

❷曲げた方の足先を伸ばし、くるぶしの内側を反対側の親指と中指、人差し指ではさんで滑らせ、親指を押し込む。指で押さえたまま、足先を反らしてから伸ばします。

❸足をそのままの状態にし、反対側の手で、親指を耳の下、人差し指をあごの内側に押し込んで止めます。

❹この状態のまま、ゆっくり息を吸いながら口を開け、ゆっくり息を吐きながら口を閉じます。曲げる方の足をかえて、❶から同じ動きをします。

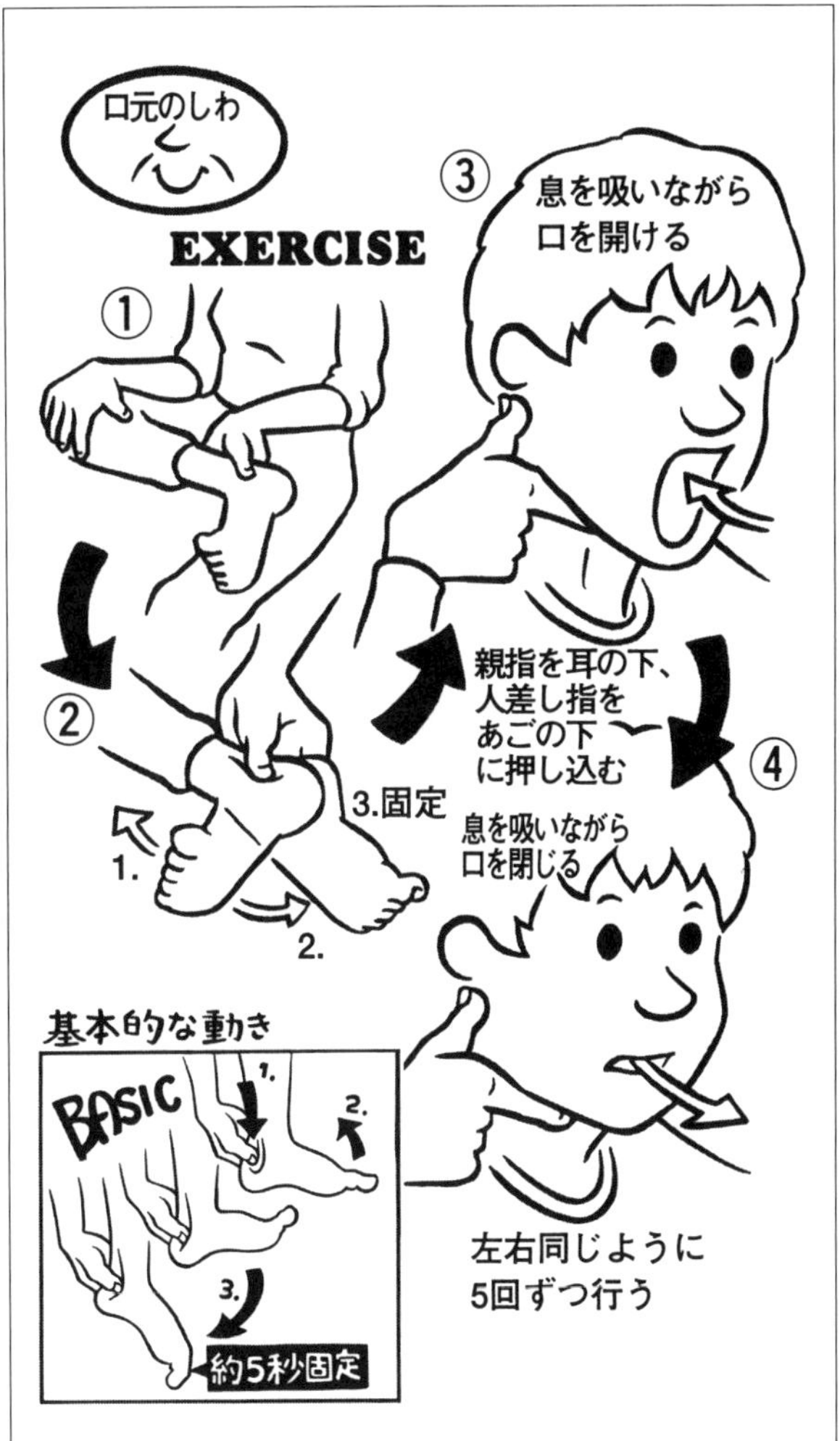
口元のしわ
EXERCISE
①
②
1.
2.
3.固定
③
息を吸いながら
口を開ける
親指を耳の下、
人差し指を
あごの下
に押し込む
④
息を吸いながら
口を閉じる
左右同じように
5回ずつ行う
基本的な動き
BASIC
1.
2.
3.
約5秒固定

フェイスラインを整える

●エクササイズ前のテスト

顔の左右のバランスを確かめてください。どちらかに傾いていませんか？　このエクササイズは顔の輪郭を最終的に整える仕上げの運動です。輪郭がはっきりするために、顔が引き締まった印象になります。

フェイスラインのエクササイズ

❶両足を投げ出して座り、両足先を反らせます。

❷片方の手で、おでこをつかみ、もう一方の手で頬骨をつかみます。この状態で、タオルなどを絞るような感じで、左右に10回ほど動かします。おでこをつかんだ手を右に動かすとき、頬の方の手は左に動かし、逆におでこをつかんだ手を左に動かします。

このとき、足先は反らしたままにしておきます。

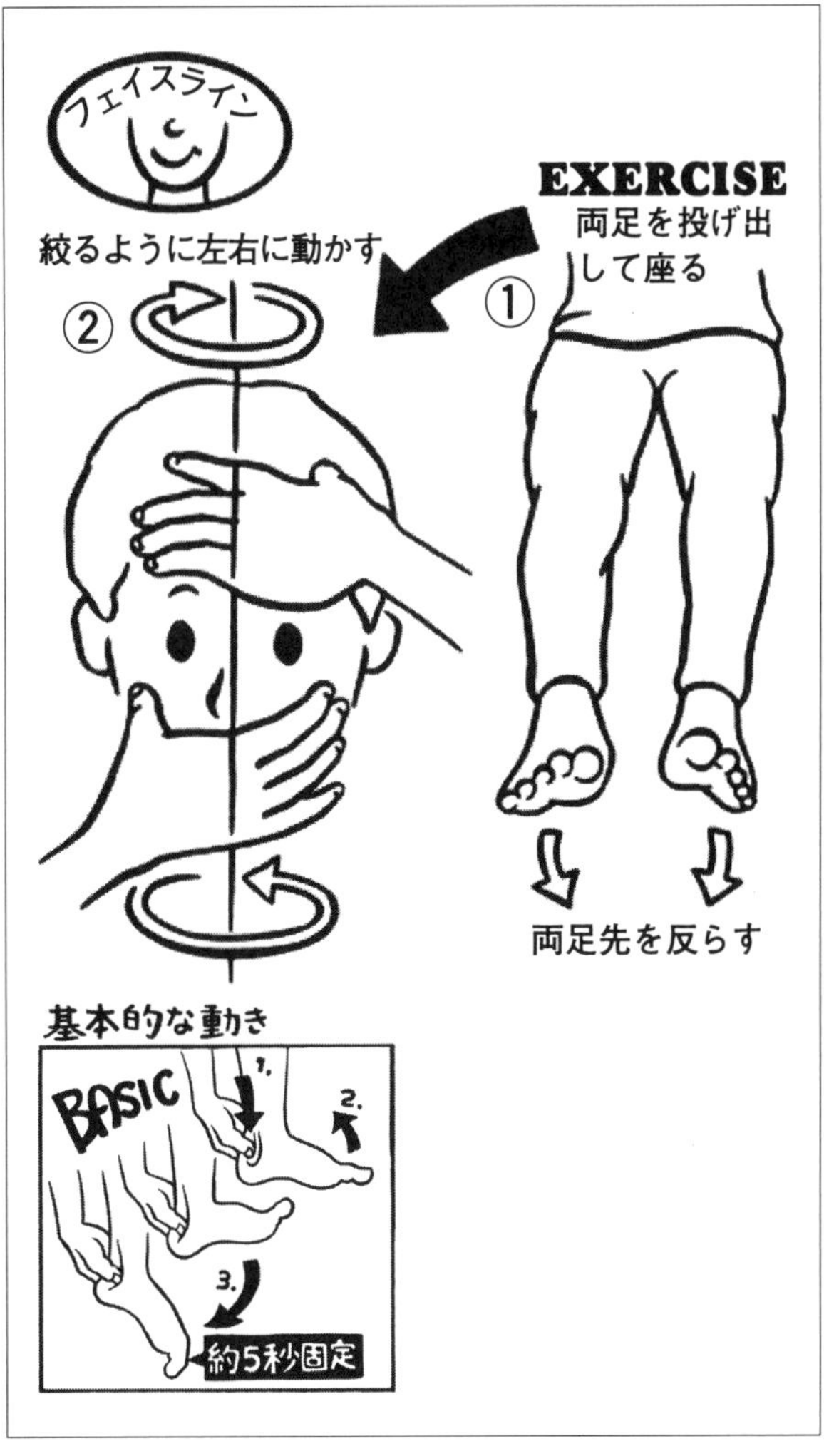
フェイスライン
EXERCISE
両足を投げ出して座る
①
絞るように左右に動かす
②
両足先を反らす
基本的な動き
BASIC
1.
2.
3.
約5秒固定

9章

足首矯正で
こんなに快適な毎日

★冷え冷えだった手足が温かくなり、生理痛も和らぎました

私は、10年前から冷え症と生理痛に悩まされていました。特に冷え症は激しく、冬はもちろん夏も足や手の末端は常に氷のように冷たく、夜、入浴をしているときと、入浴後10分ぐらいしか手や足に温かみを感じたことはありませんでした。

夜も足が温まりにくく、なかなか、寝付けないことが多くありました。

生理痛も、1日目・2日目は腰や下腹部に激しい痛みを感じて、会社を休み、家で寝ていることが度々ありました。

そんな私をみていたクラニオパシストである友人（彼女も仕事が忙しく、年に数回しか会うことしかできませんが、学生時代からの友人です）が、家で簡単にできる「エクササイズ」を教えてくれました。

そして友人のいうとおり、この『足首矯正』のエクササイズを毎日続けました。

すると、末端まで冷え冷えだった私の手や足は温かくなり、ビックリするほど寝つきもよくなりました。

さらに、エクササイズを始めてから生理痛も和らいで、生理であることを忘れてしまうぐらいになりました。

本当に簡単に、どこでもできるエクササイズなので、会社の休憩時間に、毎日やっています。

めんどくさがりやさんでも継続できること間違いなしです。体調に悩みのある方は、是非やってみてください。

桐林江子　ＯＬ　30歳

◎勝山浩尉智のコメント

足首矯正が冷え症や生理痛に効いた例です。

彼女の場合は下肢の筋肉の血液循環がよくなり、その筋肉と神経的に関連性のある腰椎部の筋肉や婦人科系の内臓によい結果が起こったのでしょう。

★「最近、きれいになったね」と言われ自信がでてきました

久しぶりに会った友人が今まで見たことがないくらい元気で生き生きして、表情も明るくキレイになっていました。

いつも体の不調を訴えているのに気が付きました。いつも体の不調を訴えているその友人の変化に、私は何があったのか聞かずにはいられませんでした。

その答えは毎日欠かさず行っている「足首矯正のエクササイズ」にあるということでした。なんでもそのエクササイズというのは、よく雑誌に取り上げられているようなありきたりのものではなく、肩こり、便秘、手足の冷え、O脚、外反母趾、果ては目じりのシワ、目の大きさまで変えてしまうという即効性のある驚異的なエクササイズだということでした。

友人はそのエクササイズを日々続けることにより、現在のような健康な体と美しさを手に入れたのでした。

私も長年の便秘症をなんとかしたく、早速実行した直後から手足の先までぽかぽか

と温まり、その晩は久しぶりに熟睡できました。

今ではすっかり便秘症は改善し、顔の吹き出物もなくなりました。さらに最近では目が大きくなり、自分でもすっきりしてきたように感じていましたが、まわりからも「最近なんだかきれいになったね」と言われる機会が増えて、自分に自信も持てるようになってきました。

このエクササイズを考案した勝山浩尉智先生ときっかけを作ってくれた友人にとても感謝しています。

埼玉県在住　佐々木知子　学生　22歳

◎勝山浩尉智のコメント

足首の矯正が顔のゆがみに効果をもたらした例です。

彼女の場合は顔面の筋肉のバランスがよくなり、血液の循環もよくなったのでしょう。吹き出物もなくなり、皮フの性質が改善されたため、きれいになったといえるでしょう。

★顎関節症が治ると同時に、O脚も目立たなくなりました

消化器系と婦人科系が弱く、顎関節症があります。スタイルの面では顔が長く、タレ尻で、しかもO脚で悩んでいました。いつも、体中に湿布を貼っていました。あるとき、友人に「足首矯正のホームエクササイズ」を教わり、毎日やってみたところ、まずアゴの痛みがなくなりビックリしました。

そして心なしか顔の長さが改善されたように見えるのです。

下半身が気になるために長めのスカートをよくはいていたのですが、久し振りにズボンをはいてみたらヒップラインがすっきりし、O脚が前よりも目立たなくなっていたのです。

そして、一番ビックリしたことは、続けて2カ月たったころに生理痛がすごく軽くなっていたことです。

まさか全く関係ないと思っていたのでサロンに電話して聞いてみたところ、その可能性は充分にあると言われ、毎日のように続ける気力が湧いてきました。

埼玉県　向山まさこ

◎勝山浩尉智のコメント

足首矯正は下肢の筋肉や殿筋のバランスがよくなります。

したがってヒザ関節の位置や働きもよくなります。彼女の場合は大殿筋や内反膝（O脚）によい結果をもたらしました。

★あれほど悩まされた腰痛が、ウソのよう

わたしは長年腰痛で悩んでいました。

16年前ギックリ腰のような状態で腰を痛めてから随分たちますが、痛みに悩まされ整形外科にも通いました。

しかし、痛み止めと湿布が出されるだけの対症療法で、根本的に治療するというものではありませんでした。

それ以外の治療法を聞いたところ、あとはブロック注射と手術によって狭まった骨の間に金属の支えを入れるくらいだというのです。ただし、手術しても痛みや腰の状態が元の状態にどれくらい戻るかは保証できないというものでした。

医者での治療はあきらめ、次はハリに通ったり、マッサージに通ったりと随分時間とお金もかけました。一時的に痛みはよくなるものの、わたしの求めるものとは違っていました。

筋肉を鍛える体操をしたり、治療器具を購入したりと、よいと言われるものはほとんど試したと思います。

腰をこれ以上悪くしないように腰痛とも上手に付き合っていくしかないのか、とあきらめているとき、勝山浩尉智先生の『足首矯正』に出会ったのです。

長い間、腰をかばう姿勢を続けてきたため、私は前屈がほとんどできない状態でした。『足首矯正』をしてもらったところ、始めてから数分で不思議なことに腰が軽くなってくるではありませんか。

終わって前屈の姿勢をとると私の指が床についたのです。思わずキャーッ！　と叫んでいました。痛みがとれて腰が軽いのです。

こんな短時間でこれほどすぐに効果がでるものがあったのかと本当に感激しました。

自分でできる『足首矯正法』を教えていただき毎日10分くらいではありますが、続けています。あれほど悩まされた腰痛が今はうそのようです。

それと腰だけではなく体全体がとても軽くなり、肩こりもなくなってしまいました。こころなしか体も引き締まったように思います。

どこでも簡単にでき、お金も時間もかからないこんな素晴らしい矯正法があることを一人でも多くの人に知ってもらい、そして私のように悩み苦しんでいる方が救われることを願っています。

素晴らしい『足首矯正法』を教えてくださった勝山浩尉智先生に心から感謝しています。ありがとうございました。

群馬県桐生市　今泉佳子　主婦　40歳

◎勝山浩尉智のコメント

足首矯正が腰痛に効いた例です。

腰痛にはさまざまな原因があります。特に慢性化しているものは部分的な治療だけでは回復できないことが多いようです。彼女の場合は全身の筋肉や骨盤のゆがみにその原因があったのでしょう。前屈姿勢がよくなったことは背筋や腹筋のバランスがとれたことを意味します。

★肩こりが治って快適な毎日

私が肩こりで悩み始めてから、4年が経ちました。22歳で都内の大学を卒業し、企業に就職してから、精神的な疲れや肉体的な疲れが原因で肩がこり始めるという症状が現れてきました。

学生時代には無縁だった肩こり。毎日毎日肩も重く、おまけに首にも重さを感じるようになりました。

仕事も忙しく、なかなか治療院などに通えない私に先日友人が吉報を持ってきてくれました。それは『足首矯正』というものです。

手の親指で内側のくるぶしを押さえて、肩を回すだけ。

「それだけで効いちゃうの？」と最初は半信半疑でしたが、そのとおりにやってみると、肩の硬さもとれてきて血行がよくなってきたのか肩からジワーッと体中が温かくなってきました。

それ以来、毎日自分で『足首矯正』をやっていますが、不思議と肩こりもなくなりました。学生時代の肩を取り戻せることができて快適な毎日を送っています。これからも手軽にできる『足首矯正』を続けていきたいと思っています。

河内桃子　OL　26歳

◎勝山浩尉智のコメント

足首矯正が慢性の肩こりに効果的だった例です。

彼女の場合は精神的ストレスや過労が肩の上部僧帽筋に過緊張をもたら

し、血行不良がおこり、肩こりが慢性化したのでしょう。足や肩が神経的なストレスと関係が深いことを教えてくれたよい例です。

★10分間エクササイズで肩こり、腰痛知らず

学生のとき陸上部でハードルをやっていて腰と膝を痛め、ずっと腰痛と膝の痛みに悩まされてきました。また、現在事務の仕事をしているため、1日中座りっぱなしということもあって、ひどい肩こりも感じるようになりました。

仕事が忙しく、病院に行く暇もないため気休め程度にシップを貼ったり、お風呂で体を温めるようにしたりしていましたが、その場しのぎですぐに元の状態に戻ってしまっていました。

友人から『足首矯正』というものがあり、実際にその友人は『足首矯正』を実践して、肩こり、腰痛はもちろんなんと目の大きさまで変わってしまったという話を聞いたのです。私は次の日には、その『足首矯正』をしてくれるという勝山浩尉智先生を

紹介してもらいました。

そして、早速、『足首矯正』をしてもらったところ、膝、腰の痛みがウソのように引いていきました。また、ふと気が付くと肩が軽いのです。自分がひどい肩こりがあったことを忘れている自分に驚きました。

そのときに教えていただいた10分間のエクササイズを今も続けていることで肩こり、腰痛知らずの楽しい毎日を送っています。勝山浩尉智先生本当にありがとうございました。

東京都在住　山本かおり　事務職　24歳

◎勝山浩尉智のコメント

お友達の場合は足首矯正が顔のゆがみによい結果をもたらした例です。

目の大きさは顔面筋の奥にある顔面骨のズレによって起こります。前頭骨や蝶形骨、頬骨といった骨が7個集まって眼窩が形成されています。

足首矯正の効果が体全身の関節にもよい影響をもたらしたため腰痛だけ

ではなく眼も本来の正常な大きさになったのでしょう。

★肩こりと右半身の不快感が治ると、不思議に右手の指の湿疹も消えた

足首矯正を始める前まで、側彎と重度の肩こり、右半身の不快感に悩まされていた、現在30歳の会社員です。

小学校の高学年ごろから身体検査で「背骨が少し曲がっているね」と言われてきました。側彎している背骨を治療する方法として薦められたものは水泳で、暇を見つけては足繁く通っていた10代でしたが、20代になり多忙にまぎれた中で水泳に行くこともままならなくなり、たまにマッサージへ通うぐらいになりました。

「あそこの治療院はいいらしいよ」と聞けば、あちらへ、「こちらの治療院はいいよ」と聞けば、こちらへ、というように今ひとつ納得のいくところはありませんでした。

ところが、椎間板ヘルニアに悩んでいた友人が、みるみるうちに回復していく様を目の当たりにし、「どこの治療院に通っているの?」とすがる思いで聞きました。

早速、最後の神頼みという感じで、おそるおそる行ってみたのですが、びっくり。

1回目で大分楽になったのです。例えば、今まででですと、熱いお風呂に入って表面だけが温まっても、すぐに元に戻ってしまうという感じでしたが、『足首矯正』は、ぬるめのお湯で芯からじっくり温まり、よく眠れるという、今までに感じたことのない心地よさでした。

2～3回通ったのですが、「ホームエクササイズでも充分だよ、やってごらん」と勝山先生。とっても簡単で、しかも場所や時間を問わずできるので、会社でもちょっとした隙にやっています。

おかげで最近では大分快方に向かい快適に毎日過ごしております。

また、冒頭の症状以外にも、25歳を過ぎた頃から右手の指だけに湿疹ができていたのですが、それもすっかりよくなったというおまけつきです。

本当に足首矯正に出会えてよかったと思っております。家族や友人にもエラそうに教えたりしています。

東京都　久米まり　会社員

◎勝山浩尉智のコメント

足首矯正が背骨のゆがみを改善し、指の皮フ障害にまで効果をもたらした例です。

背骨のゆがみはそれと関係する神経や血管を圧迫する可能性があります。圧迫された神経や血管と関係する筋肉や皮フは、血行不良をおこしたり神経機能が低下します。

彼女の場合、足首矯正が背骨の筋肉に作用し、神経や血管の圧迫がとれて、このようなよい結果がでたのでしょう。

あとがき

自分のからだの中に、自分を健康や美に導く秘訣がある

わたしたちのからだは、内臓や神経、血管、骨とそれを支える筋肉、そして、それを連続的に支える筋膜網で構成されています。さまざまな動きを可能にする筋肉は、腱で骨と骨をつないでいます。骨と筋肉が互いに影響を与えながらバランスを保ち、スムーズな動きを可能にしています。この骨と筋肉の関係に着目し、痛みやさまざまなトラブルを解決しようとするのが整骨医学です。

これまで、私は徒手治療医学の研究学者として、またカイロプラクター及び整骨医学の施術者としてトラブルを抱える多くの方々に関わってきました。

その中で、日常生活で負担のかかっている足首が、からだのゆがみや美容障害の原因であることに気づくことになりました。足首のゆがみが、からだ全体のゆがみにつながります。それを逆手にとって、足首のゆがみを矯正すれば、からだのゆがみの解

消につながると考え、編み出された方法が、この「足首矯正法」です。できるだけ、自分で簡単にできる方法、しかも、骨格や筋肉の働きや構造に基づいた即効性のある方法として、本書でそのメカニズムと応用を明らかにしました。

人間のからだは「自分で自分を治す」力を備えています。その力を応用し、それを応援する方法が足首矯正法なのです。

足部に疾患があり、専門医の指導を受けなければならない方以外は、誰でもこの方法を試して効果を実感できると思います。本書を通じて「自分のからだの中に、自分を健康や美に導く秘訣があるのだ」ということを理解していただければ幸いです。

本書を読んでこの方法を実行なさった方々が、健康で美しいからだを実現なさることを願っています。

本書をつくるにあたって、数多くの貴重な文献を参考にさせていただきました。また、刊行するにあたり、多くの方々のご協力をいただきました。お礼申し上げます。

二〇一六年一〇月

勝山　浩尉智

●足首矯正の専門的な施術を受けたい方のために

《東京都》

中央区日本橋：**美容矯正サロン・オーシャン**　http://www.beautysalon-ocean.com/top.shtml

渋谷区表参道：**美容矯正サロン・リナビュー**　http://www.beautyhuman.net/

港区南青山：**Qinowa**　http://www.qinowa.jp/

新宿区新宿御苑：**コウ鍼灸治療院&サロンドコウ**　http://www.kouhari.com/

江東区大島：**ルルド鍼灸治療院**　http://lourdes-hari.jp/

目黒区：**美容矯正専門サロン cielfleur**　http://cielfleur.com/

《神奈川県》

横浜市：**ボディーセオリー**　http://www.body-theory.com/

横浜市：**美容矯正専門サロン actnao**　http://www.actnao.com/

横浜市：**美容矯正サロン M'sWorks**　http://msworks.jimdo.com/

《静岡県》

静岡県浜松市：美容矯正サロン エクラフチュール http://eclafuture.heteml.jp/

《大阪府》

大阪府池田市：美容矯正サロン悠庵 http://youann.main.jp/

《滋賀県》

滋賀県彦根市：ナチュラルセラピーサロンHarmony http://hh-harmony.jp/

《沖縄県》

沖縄県糸満市：Jstyle 美容矯正院 http://jstyle.vivian.jp/

●美容矯正・足首矯正を専門的に学んでみたい方のために

《東京都》

勝山浩尉智美容矯正カレッジ本校

日本ディプレオパシーカレッジ本校

http://dr-katuyama.com/

一般社団法人日本美容矯正セラピスト協会（新宿ディプレオパシースクール・堀口三恵子美容矯正スクール）　http://www.biyokyousei.com/
東京美容矯正スクール　http://biyokyousei-school.com/
リナビュー美容矯正スクール　http://www.beautyhuman.net/
《静岡県》
エクラフチュール美容矯正スクール　http://eclafuture.heteml.jp/
《滋賀県》
ハーモニー美容矯正スクール　http://hh-harmony.jp/
《沖縄県》
Jstyle 美容矯正スクール　http://jstyle.vivian.jp/

◇参考文献

左記の書籍を参考にさせて頂きました。

・カパンティー関節の生理学　I.A.KAPANDJI著　萩島秀夫監訳（医歯薬出版）
・脳神経の機能解剖学　高倉公明監訳（医学書院）
・カラースケッチ解剖学　嶋井和世監訳（廣川書店）
・軟部組織の痛みと機能障害　Rene　Cailliet著 萩島秀夫訳（医歯薬出版）
・下腿と足の痛み　寺山和夫監修（南江堂）
・ＡＫのテクニック　脇山得行　ＤＣ著（エンタープライズ）
・Cranial Technique 1979-1980　Major Bertrand De Jarnette, DC (NEBRASKA U.S.A.)
・SPHENO.MAXILLARY.CRANIOPATHY　C.CURTIS.BUDDINGH.DC.DICS (SKY.EAST)
・Textbook of LOGAN.BASIC.METHODS　Hugh.B.Logan,DC (SKY.EAST)

身体のトラブル解消は

足首を反らして伸ばすだけ

著　者　勝山浩尉智
発行者　真船美保子
発行所　KK ロングセラーズ
東京都新宿区高田馬場 2-1-2　〒 169-0075
電話（03）3204-5161（代）　振替 00120-7-145737
http://www.kklong.co.jp
印　刷　（株）暁印刷　　製　本　（株）難波製本

落丁・乱丁はお取り替えいたします。
※定価と発行日はカバーに表示してあります。
ISBN978-4-8454-5002-2　C2247　Printed In Japan 2016